KB003836

어쨌든
신장병을
고쳤다는데…

어쨌든 신장병을 고쳤다는데…

저자 | 김영섭

1판 1쇄발행 | 2013년 5월 25일
1판 6쇄발행 | 2022년 5월 1일

발행처 | 건강다이제스트사
발행인 | 이정숙
디자인 | 김영미

출판등록 | 1996. 9. 9
등록번호 | 03 - 935호
주소 | 서울특별시 용산구 효창동 5-3호 대신 B/D 3층(우편번호 140-896)
TEL | (02)702-6333 FAX | (02)702-6334

• 이 책의 판권은 건강다이제스트사에 있습니다.
• 본사의 허락없이 임의로 이 책의 일부 또는 전체를 복사하거나
  전재하는 등의 저작권 침해행위를 금합니다.
• 잘못된 책은 바꾸어 드립니다.
• 저자와의 협의하에 인지는 생략합니다.

ISBN 978-89-7587-080-4 13510

신장병의 고통에서 벗어나 새희망을 찾은 사람들

어쨌든 신장병을 고쳤다는데…

백운당한의원 **김영섭** 원장

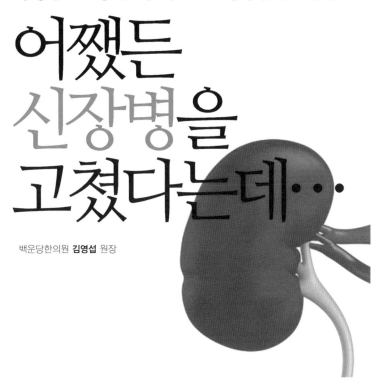

건강다이제스트社

어쨌든 신장병을
고쳤다는데……

과학이 아무리 발달해도 반드시 사람의 손을 거쳐야 되는 부분이 있고 의학이 아무리 발달해도 인간은 항상 질병에 시달리며 살아간다.

사람이라면 누구나 병 없이 건강하게 오래 살아가기를 원한다. 때문에 태초 이래로 인간 생명의 기본적인 식(食)생활은 곧 약(藥)문화와 함께 해왔다고 해도 과언이 아닐 것이다.

우리나라의 경우 조선 말 서양의 의학이 들어온 후 불과 얼마 전까지만 해도 우리의 전통 한의학은 홀대를 받아왔고, 마치 모든 질병은 양방병원에서만 치료가 되는 줄 알고 있을 정도였다.

하지만 선진국에서 대체의학 또는 동양의학이라고 불리는 한의학이 연구와 실제 치료에 활용되기 시작하면서 붐을 일으켰고 그 열풍이 결국 원래의 시작점인 우리나라에 되돌아온 것은 근래의 일이다.

한의학은 기본적으로 인체를 소우주로 보고 자연과 우주의 철학을 바탕으로 한 의학이라고 할 수 있다. 때문에 연구를 하면 할수록 자연과 가까워질 뿐 아니라 자연 현상에 대한 이해를 더하게 되는 특징이 있다. 특히 상생 상극의 원리를 통하여 부작용 없는 치유를 목적으로 하고 있다는 점에서 우수성이 돋보이는 것이다.

일부에서 한방과 한약을 비하하면서 풀떼기나 가지고 무슨 병을 치료하느냐는 소리를 한다. 한마디로 무식의 소치가 아닐 수 없다. 자신이 먹고 생명을 유지하는 자체가 그 풀떼기 덕분이라는 것을…. 철학자, 시인은 말한다. 작은 들풀 하나에도 우주의 이치가 깃들어 있다고…. 한의사들은 그 안에서 건강과 생명을 찾아내는 것이다.

그 어떤 항생제로도 잡을 수 없는 세균이나 바이러스도 자연 속에는 천적이 있게 마련이다. 때문에 전 세계는 이제 한의약에 주목을 하고 있는데도 우리만 편협한 생각에서 벗어나지 못하고 있어 정말 안타까운 마음이다.

신장병 환자에게 한약을 투약하는 일을 두고 말이 많다. 당장 죽을 것처럼 말하는 이들도 있다. 물론 무조건 한약을 쓰는 것에 대해서는 필자도 동의하지 않는다. 하지만 신장병 역시 마지막 해법은 한의학에 있더라는 점이다.

간혹 외국의 의사들과 이야기를 해보면 그들은 부작용 없이 병을 고치면 되는 것이지 그 이상 무엇이 필요하냐며 놀라워한다.

질병 치료에 있어 무엇보다 중요한 것은 임상 효과이다. 신장병은 불치라는 이름을 얻을 정도로 까다롭고 치료가 잘 안 되는 질환이다. 필자는 자연의 한약재인 12가지 씨앗을 이용하여 신장병 환자들을 치료하여 오고 있으며 그 결과는 이제 어디에 내놓아도 될 만큼의 효과를 입증하게 되었다.

그래서 이야기한다. "어쨌든 신장병이 나았다는데! 그것도 다른 부작용 없이 치료가 되었다는데!" 더 이상 무슨 말이 필요할까?

또 완치의 판정을 필자가 내린 것이 아니라 환자가 다니던 양방병원의 의사가 내려줬다는 점에서 무얼 더 의심하고 무슨 할 말이 있는가 말이다.

몸이 아픈 사람에게는 고삼차든 꿀차든 치료가 되면 그게 바로 약이 되는 것이다. 거기에 부작용 없이 치료 이후에도 정상 상태가 유지된다면 그야말로 명약이 아닌가 말이다.

중국의 명의 편작은 병이 위중한 후에 치료하는 것은 의술 중에 하수라고 하였다. 병이 생기기 전에 미리 이를 알고 예방 치료를 하는 것이 상수라는 것이다.

모쪼록 예방보다 더 좋은 치료는 없으며, 편견을 버리고 제대로 된 정보가 사람을 살릴 수도 있다는 점을 명심해주시길 바라고, 모든 신장병 환우들의 쾌유를 빌며….

2013. 孟春
백운당에서 雅松 김영섭

CONTENTS

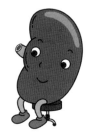

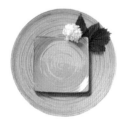

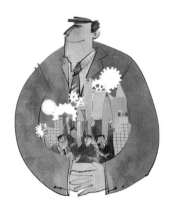

PART 6

신장병의 고통에서 벗어난 사람들
-신장병 한방 치료 사례(소아청소년 편)-

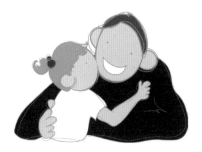

PART 7

Q&A로 풀어본 신장병
이것이 궁금하다

신장이 하는 특별한 역할 6가지

1. 체내의 노폐물을 제거한다.
2. 체내의 수분 균형을 유지한다.
3. 혈압을 조절하는 호르몬을 분비한다.
4. 성장을 조절하는 비타민을 합성한다.
5. 적혈구의 생성을 조절한다.
6. 성호르몬을 분비한다.

PART 01

신장…
너를 알고 싶다!

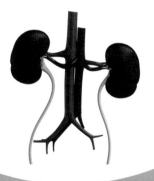

01 알면 알수록 놀라운 장기
신장의 정체

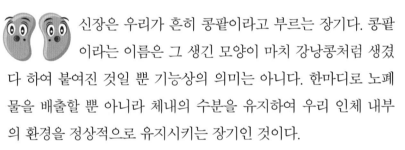 신장은 우리가 흔히 콩팥이라고 부르는 장기다. 콩팥이라는 이름은 그 생긴 모양이 마치 강낭콩처럼 생겼다 하여 붙여진 것일 뿐 기능상의 의미는 아니다. 한마디로 노폐물을 배출할 뿐 아니라 체내의 수분을 유지하여 우리 인체 내부의 환경을 정상적으로 유지시키는 장기인 것이다.

신장에 대하여 가장 기본적인 상식은 오줌을 만들고 내보내는 기관이라는 것이다. 그렇다고 해서 신장이 우리 인체 내에서 차지하는 비중이 약하다는 말이 아니다. 모든 장기가 그러하겠지만 신장은 더욱 역할 면에서나 기능 면에서 중요한 장기라고 강조하고 싶다.

신장이 다른 장기에 비해 그다지 많이 인식되지 못한 점은 바로 이러한 기능 정도만 생각하기 때문이다. 사실 오줌을 만들고 소변으로 몸 밖에 배출한다고 하니 그저 단순하게 최종적인 하수

배관 정도로 생각하는 사람들이 많다는 점이다.

아니다. 절대 아니다. 좀 더 거창하게 단 한마디로 말한다면 신장이 없었으면 인류가 존재하지 않았을지도 모른다고 하고 싶다. 이 말에는 양방의학적 차원에서 보는 신장보다는 한방의학적 차원에서 볼 때 더욱 심오하게 와 닿는다. 실제로도 양방에서는 신장이라고 하면 그저 단순히 체내의 수분대사를 조절하고 소변을 조절하는 정도의 선에서 기능적인 면만을 보는 경향이 있기 때문이다. 하지만 한방에서는 신장 자체만을 따지기보다는 신(腎)이라고 하면 인간의 생식기 전반을 이야기하는 것이다.

따라서 여성의 경우 수태와 출산뿐 아니라 여성 생식기와 관련된 다양한 질환은 물론 더 나아가 산부인과 질환 전체까지도 신(腎)기능과 관련이 있다고 본다. 남성의 경우는 생식능력과 함께 가장 많은 관심들을 가지는 정력 문제, 그리고 전립선 같은 질환들까지도 신(腎) 기능과 매우 밀접하다고 생각하는 것이다.

때문에 **인류의 생존 계승은 바로 신장에서 비롯된 것이며, 인간의 근본이 바로 신장에 있다고 해도 과언이 아닐 것이다.** 따라서 신장에 대하여 좀 더 관심을 가진다면 그 중요성을 새삼 크게 느끼게 될 것이다.

02 신장, 너 누구니?
- 신장의 위치와 구조 -

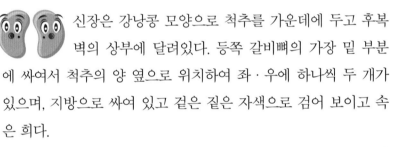 신장은 강낭콩 모양으로 척추를 가운데에 두고 후복
벽의 상부에 달려있다. 등쪽 갈비뼈의 가장 밑 부분
에 싸여서 척추의 양 옆으로 위치하여 좌·우에 하나씩 두 개가
있으며, 지방으로 싸여 있고 겉은 짙은 자색으로 검어 보이고 속
은 희다.

신장의 무게는 좌우 각 9냥(337.5g)으로 총 1근 2냥(675g)이
다. 하지만 모든 관련 부위를 제거한 순수 콩팥만의 무게는 약
150~200g 정도 된다.

길이는 11.5~13cm, 폭은 6cm, 두께는 3.5~4cm 정도다. 체내
의 소변을 배설시키며 필요한 물질을 선택적으로 재 흡수하여 내
적 환경의 균형 유지는 물론 수분대사의 작용을 겸하게 된다.

각 신장은 약 100만 개의 사구체와 요세관으로 구성된 신원(腎
元)이라는 기본구조로 이루어진다. 다시 말하면 하나의 신원은 사

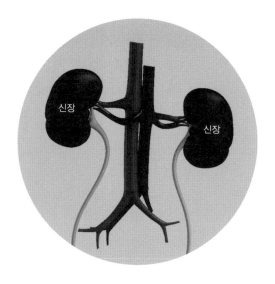

구체라고 불리는 미세한 모세혈관 덩어리와 신세뇨관으로 구성
이 되어있고, 1개의 신장에 20개의 사구체가 있어 여과와 흡수의
기능을 하게 된다.

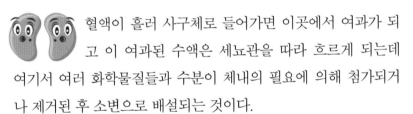 혈액이 흘러 사구체로 들어가면 이곳에서 여과가 되고 이 여과된 수액은 세뇨관을 따라 흐르게 되는데 여기서 여러 화학물질들과 수분이 체내의 필요에 의해 첨가되거나 제거된 후 소변으로 배설되는 것이다.

신장으로 들어가는 혈액의 양은 심장에서 보내는 혈액의 4분의 1에 해당하는 양으로 1분에 800ml의 혈액을 흘려보내게 되는데 무게 당 혈액량을 환산하면 심장이나 간장 또는 뇌보다 훨씬 많은 양이다.

신장은 24시간 쉬지 않고 하루 약 200L의 수분을 거르고 재흡수 하는 일을 하는데, 이 중 평균 약 2L를 소변으로 배설하며 배설된 소변은 방광에서 약 1-8시간가량 머무른 뒤 최종적으로 밖으로 버려지게 되는 것이다.

따라서 신장 기능 장애로 요(소변)의 조성이 안 되고 배설되어야 할 소변이 체내에 체류하게 되면 부종(붓는 증상)이 오게 되는 것이다.

결론적으로 사구체에서는 혈액에서 수분을 여과시키고, 요세관에서는 이 여과된 수분에서 다시 나트륨, 포도당, 단백질 같은 필수영양소를 흡수하는 일을 한다.

따라서 신장에서는 질소나 유황화합물 등의 노폐물을 오줌으로 배설하고, 체내 세포 외액의 양과 조성을 일정하게 유지하도록 조절하며, 수분과 염분 등 전해질을 조절한다. 뿐만 아니라 혈액을 약알칼리성 농도로 유지시키는 일을 하며, 혈압을 조절하고 조혈 호르몬을 만들어 적혈구를 생성한다. 또 비타민 D를 활성화하여 칼슘을 조절하기 때문에 신부전 환자의 경우 신성골증을 유발하게 되는 것이다. 이밖에 인슐린을 분해하는 일도 담당하고 있다.

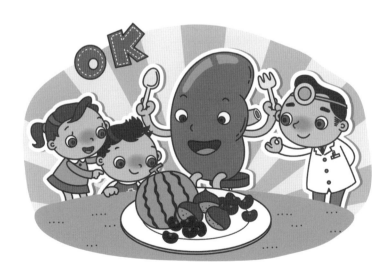

사람들은 보통 체내의 배설물과 잉여분의 수분을 소변을 통해 배설하는 것이 신장의 기능이라는 사실은 익히 알고 있을 것이다.

이는 배설과 재흡수라는 매우 복잡한 과정을 통해서 이루어지고 체내의 균형을 안정적으로 유지하는 데 결정적인 기능을 한다. 또한 체내의 염분과 칼륨(포타시움)의 균형과 신체의 산성과-알칼리성을 유지하는 데에도 역시 중요한 기능을 하고 있다. 뿐만 아니라 여러 호르몬과 비타민을 생성하여 다른 장기의 기능을 조절하기도 한다.

예를 들면 신장에서 생성되는 어떤 호르몬은 적혈구를 생성하게 하고 어떤 호르몬은 혈압을 조절하거나 칼슘의 대사에 관여하게 되는 것이다.

신장이 하는 특별한 역할 6가지

1. 체내의 노폐물을 제거한다.
2. 체내의 수분 균형을 유지한다.
3. 혈압을 조절하는 호르몬을 분비한다.
4. 성장을 조절하는 비타민을 합성한다.
5. 적혈구의 생성을 조절한다.
6. 성호르몬을 분비한다.

04 몸 구석구석을 망가뜨리는 신장병의 종류

신장의 질환은 보통 양쪽의 신장에 모두 일어난다. 어떤 경우이든 질환이 심해져서 화학물질과 수분을 제거하고 조절하는 능력이 상실되면 노폐물이 체내에 쌓이면서 수분과다의 상태가 되어 부종과 함께 요독의 증세를 보이게 되는 것이다.

이런 신장질환의 종류 역시 매우 다양하다. 먼저 급성 사구체신염과 만성 사구체신염 그리고 급성 신장염과 만성 신장염, 네프로제증후군, 급성과 만성 신부전증, 신우신염, 신경화증, 신혈관성 고혈압, 교원병에 의한 신장장애, 당뇨성 신증, 통풍신, 임신성 신장병, 중독성 신증, 아밀로이드 신, 신 방광결핵, 유주신, 신손상증, 신종양, 신뇨관결석, 수신증, 낭포신, 특발성 신출혈, 야뇨증, 요실금, 다뇨증 등 수없이 많은 종류가 있는가 하면 남성의 정력과 관련된 유정(遺精)까지도 신장의 질환으로 분류할 수가 있다.

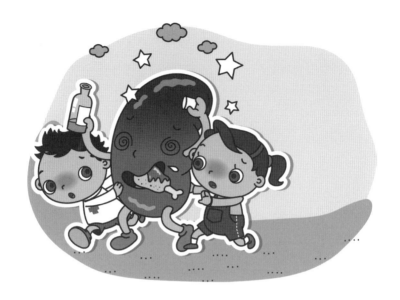

　이밖에 약물의 남용으로 인한 신장질환으로 간(肝)신증후군, 폐
(肺)신증후군, 특발성 부종, 약제성 간질성 신염 등이 있으며, 다이
어트를 위해서 이뇨제나 변비약을 잘못 사용할 경우 위성버터증
후군이 될 수도 있으므로 주의해야 한다.

"

신장에 병이 생기면
화학물질과 수분을 제거하고
조절하는 능력이 상실된다.
이렇게 되면 노폐물이 체내에 쌓이면서
수분과다의 상태가 되어
부종과 함께 요독 증세를 보이게 되면서
위험한 상태를 초래하게 된다.

"

신장병 의심 증상 11가지

1. 소변을 볼 때 통증이 있다.
2. 몸이 무겁고 피로하다.
3. 소변이 잘 나오지 않는다.
4. 소변이 붉거나 콜라색으로 변한다.
5. 얼굴이 검어진다.
6. 갈비뼈 하단 부위에 전에 없던 통증이 있다.
7. 고혈압이 생긴다.
8. 손발이 갑자기 냉해진다.
9. 눈두덩이나 손발이 붓는다.
10. 소변의 횟수가 증가한다.
11. 속이 느글거리며 간혹 구역질 증세가 있다.

PART 02

신장에
병이 생길 때…

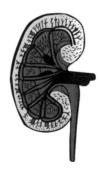

신장질환의 발병 요인은 여러 종류가 있으며 보통은 유전적인 경우, 선천적인 경우, 후천적인 경우로 나누고 있다.

요즈음은 신장병 환자가 나날이 늘어나고 있는 추세에 있는데 불필요한 약물의 남용과 사회 환경의 변화와 공해요인의 증가뿐 아니라 가장 가깝게는 식생활의 변화 등도 주요 원인으로 꼽히고 있다.

1. 유전적인 경우

남녀 모두에게 발생할 수 있으며 보통은 청소년기에 증세가 시작된다. 가장 흔한 것으로는 물혹과 다낭종(다낭성 신종)이 있고 그 밖에는 드물게 알포트씨 병, 유전성 신염 등이 있다.

2. 선천적인 경우

태생부터 요로생식계의 기형이 이에 해당한다. 요로 폐쇄를 일으
키거나 요로 감염을 일으켜서 신장조직을 파괴하고 결국에는 신
부전에 이를 수도 있는 것이다.

3. 후천성인 경우

수많은 종류의 신장염이 이에 해당하며 가장 흔하게는 '사구체
신장염'을 들 수 있다. 그 밖에는 당뇨병, 전신성 홍반성 낭창, 고
혈압과 같은 전신질환에 의해서도 신장질환이 발생할 수 있다. 요
로결석, 한약, 진통제, 살충제 같은 약제의 남용에 따른 중독에 의
해서도 신장질환이 발생할 수 있다.

고혈압에 의한 경화증 신 경색증 또는 신세뇨관 이상, 식염과
수분의 과잉 섭취, 당뇨병, 심장질환, 생활환경, 만성위염, 스트레
스, 과식, 과음, 과색,
인후염과 편도선염 그
리고 냉하거나 습한
곳에 오랫동안 머물
경우, 특히 겨울철 술
에 취해서 차가운 곳
에서 잠이 든다든가
하면 매우 위험하다.

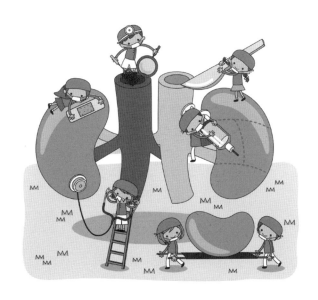

02 이럴 때는
신장병을 의심하라!

 주기적으로 소변검사나 혈액검사를 통하여 신장의 이상 유무를 체크한다면 더할 수 없이 좋을 것이다. 그러나 바빠 생활하다 보면 소홀하게 되면서 무심코 넘어가는 경우가 많다. 하지만 적어도 소변을 볼 때만이라도 주의를 기울이고 관심을 가진다면 그나마 일찍 신장병을 발견할 수도 있을 것이다.

1. 소변을 볼 때 통증이 있다.
2. 몸이 무겁고 피로하다.
3. 소변이 잘 나오지 않는다.
4. 소변이 붉거나 콜라색으로 변한다.
5. 얼굴이 검어진다.
6. 갈비뼈 하단 부위에 전에 없던 통증이 있다.
7. 고혈압이 생긴다.
8. 손발이 갑자기 냉해진다.
9. 눈두덩이나 손발이 붓는다.

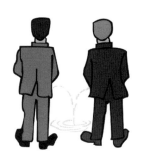

10. 소변의 횟수가 증가한다.
11. 속이 느글거리며 간혹 구역질 증세가 있다.

　그러나 대부분의 신장병은 질환이 상당히 진행되어도 자각증세가 없어 잘 알지 못하기 때문에 치료 시기를 놓치는 수가 많음을 명심해야 한다.

　우리 몸의 많은 부분은 보상작용이 잘 발달되어 있어 일부의 기능이 손상되더라도 나머지 부분은 원래의 기능으로 보상하려는 노력을 하게 된다.

　신장 역시 예외는 아니다. 대개 신장 기능의 20~30%가 감소되어도 임상적으로 큰 변화는 느껴지지 않는다. 그러다가 신(腎)기능이 점차 감소되어감에 따라 전신무력감, 식욕부진, 체중감소 등의 증세가 생길 수 있으나 신장 기능과 관련된 특별한 증세를 나타내지 않는 경우가 많다.

　하지만 신장이라는 장기는 일단 질환에 걸리게 되면 보상작용보다는 상실되어가는 쪽이 더 크기 때문에 현대의학에서도 난치성질환으로 생각하고 있다. 한 번 나빠진 신장은 다시 좋아질 수 없다는 인식이 팽배해 있다.

　좀 더 자세하게 신장병의 증세나 징후에 대하여 살펴보자. 먼저 급성 신부전의 경우는 갑자기 소변량이 줄어들기도 하고, 전신부종, 고혈압 등이 생긴다. 만성 신부전의 경우에도 네프로제성의 경우 부종이 심하고 혈압은 크게 높지 않아도 쉽게 알 수 있다.

하지만 사구체성 질환은 부종이 거의 없고 혈압이 상승하지만 병이 진행되어도 아무 증세가 없을 수 있다.

따라서 평소 신장병을 의심할 수 있는 징후가 포착되면 각별한 주의를 기울여야 할 것이다.

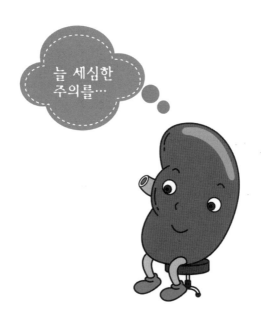

03 증상을 보면 신장병이 보인다

 대부분의 질병이 그렇듯이 신장질환 또한 좀체 자각 증세를 잘 드러내지 않는다. 그렇다 하더라도 평소 몇 가지 증상을 동반하는 경우가 있으므로 참고하자.

신장병의 의심 증상 1 부종

부종이란 세포와 세포 사이에 있는 '간질' 내에 다량의 염분과 수분이 저장된 상태를 말한다. 환자는 흔히 "아침에 일어나면 얼굴이 붓는 것 같다." 또는 "반지가 꽉 끼거나 신발이 꽉 낀다." 하는 증세로 병원을 찾게 되는데 부종은 발생 원인과 기전에 따라 부분적일 수도 있고, 전신적일 수도 있다.

대개 신장질환에 의한 부종은 소변 중 많은 양의 단백질 손실, 체내 알부민 저하, 염분과 수분의 체내 계류량의 증가로 인하여 생긴다. 아침에 자고 나면 안검 주위와 얼굴의 부종이 심해지고 고혈압을 동반할 수 있다.

그 외에도 심장질환, 간질환, 류머티스성 관절염이나 피부경화증, 갑상선 기능 저하증, 부신피질 기능 항진증, 약물, 림프관 폐쇄 등도 부종의 원인이 될 수 있다.

심장질환으로 인한 부종은 대개 저녁이나 밤에 다리가 많이 붓는다고 호소하며, 간질환의 경우 복수 등을 동반할 수 있다. 관절질환에 의한 부종은 대개 관절통 등을 호소하는 경우가 많으며, 림프관 폐쇄에 의한 경우는 피부를 눌러도 들어가지 않는 비함몰 부종이 특징적이다.

그 외에도 여성의 경우 월경 전후에 오는 호르몬 변화에 의한 부종 및 습관적인 이뇨제 복용으로 인한 부종을 반드시 생각해야 하며 또한 모든 원인을 조사해 보아도 밝혀지지 않는 원인 불명성 부종도 있다. 또 아침에는 부종이 없다가도 저녁때가 되면 하체(종아리)가 붓는 경우도 있다.

신장병의 의심 증상 2 혈뇨

소변에서 적혈구(피)가 나오는 것을 혈뇨라고 한다. 눈으로 확인할 수 있는 육안적 혈뇨는 소변 100cc당 약 1cc 정도의 피가 섞일 경우에도 가능하다. 현미경적인 혈뇨는 육안으로 확인할 수 없으나 현미경으로 적혈구를 확인할 수 있을 때를 말하는 것이다.

다른 이상이 없이 소변에 적혈구만 나올 때의 원인질환으로는 방광 경부 이하 및 요도의 질환, 신장과 상부 요로의 질환이 있으며, 그 외에는 결석, 요로종양, 외상, 신장결석, 경미한 신장염에서 올 수 있다.

신장 자체의 병변에 의한 경우 대개 소변을 통하여 나온 적혈구가 단백질과 결합해 원통 모양의 적혈구 원주를 형성하는데 이는 혈뇨의 원인이 신장의 사구체에서 유래했다는 것을 증명하는 것이기도 하다.

그 외에도 통증의 여부, 가족력, 최근 감염경력, 동반되는 다른 증세들의 자세한 병력 청취와 검사로 80~90%에서 그 원인을 찾을 수 있다.

나머지 10%에서는 자세한 병력 청취와 검사로도 그 원인을 알 수 없는데 대개는 미세한 신장염, 동정맥 기형, 종양 등이 원인이 될 수 있다. 원인 모르게 혈뇨가 나온다면 6개월 간격으로 3~4년간 추적 검사를 해보아야 한다.

신장병의 의심 증상 3 단백뇨

정상적으로 신장을 통과해 소변으로 빠져나가는 단백질은 극히 일부로서 세뇨관에서 분비되어 소변으로 배출되는 소량의 단백질과 합해 하루에 150mg 이상을 넘지 않는다. 하루 150mg 이상의 단백질이 소변으로 배출되는 것을 '병적인 단백뇨'라고 하는데 이때는 소변검사에서 발견된다.

자각 증세로는 소변 위에 거품이 뜨는 포말뇨 현상을 볼 수 있으며, 다량의 단백질이 소변으로 유실될 경우 전신부종을 동반할 수 있다.

소변에 단백뇨가 검출될 경우에는 24시간 소변을 모아 단백질의 소실량을 산정하며 정밀한 검사로 단백질의 종류를 알아내면 진단에 도움을 줄 수 있다.

단백뇨는 각종 신장염의 신증후군을 초래할 수 있는 여러 질병 등에서 나타날 수 있다.

신장병의 의심 증상 4 핍뇨(양이 적음), 다뇨(잦음), 야뇨(밤 소변)

대개 사람은 하루에 평균 1L-1.5L의 소변을 배출하며 수분 섭취 정도에 따라 소변의 양은 변할 수 있다.

체내에 있는 노폐물 배출을 위한 하루 최소의 소변량은 약 500cc이며, 그 이하로 소변을 볼 경우 '핍뇨'라 하며, 체내에 노폐물이 쌓이게 된다.

핍뇨는 급성 신부전이나 급속 진행성 신부전을 일으키는 모든 질병에서 나타날 수 있으며, 신장으로 가는 혈관이 막히거나 급속한 신장의 괴사가 일어날 경우 아예 소변이 나오지 않을 수도 있다.

신장병의 의심 증상 5 다뇨

다뇨는 하루 3L이상의 소변을 보는 경우를 말한다. 머릿속의 뇌하수체 후엽에서 만들어지는 바소프레신이라는 물질은 신장의 세뇨관에 작용해 체내의 수분이 소변을 통해 빠져나가는 것을 조절하는 작용을 한다. 그런데 뇌하수체 후엽의 기능 이상으로 바소프레신이 만들어지지 못하거나 세뇨관 일부 기능의 손상으로 바소프레신이 세뇨관에 작용하지 못할 경우에는 이상 증상이 생기는데 이를 '요붕증'이라 하며, 다량의 소변을 본다.

그 외에도 소변을 농축하고 희석하는 기능을 하는 세뇨관에 질환이 있으면 소변의 양이 많아질 수 있다.

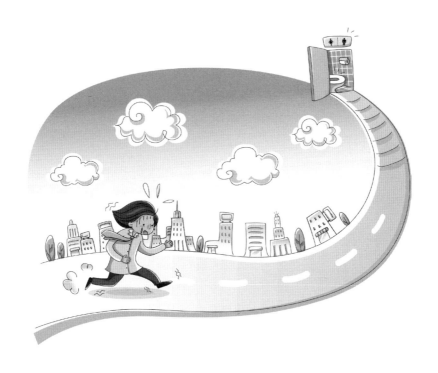

신장병의 의심 증상 6 야뇨

야뇨는 말 그대로 밤중이나 새벽에 소변을 보는 것으로 대개 다
뇨와 함께 동반된다. 건강한 사람들은 대개 수분 섭취를 많이 하
지 않는 한 한밤중이나 새벽에 다량의 소변을 보지 않는다. 그 이
유는 신장의 정상적인 소변 농축 기능 때문이다. 신장 기능에 이
상이 생길 경우에는 소변 농축 기능이 감소해 야뇨가 발생한다.

그러므로 방광의 용적이 감소하거나 소변 내로 많은 양의 염분
이 배출되는 경우, 요로 감염으로 인한 방광의 자극, 종양으로 인
한 부분적인 요로 폐쇄 때에도 다뇨와 야뇨가 생길 수 있다.

신장병의 의심 증상 7 **배뇨통, 잔뇨, 급뇨**

배뇨통은 배뇨 시에 타는 듯한 통증이 일어나는 것을 말한다. 소변을 보아도 시원치 않고 자주 보게 되거나 소변을 급하게 보고 싶은 느낌을 갖는 것을 말하는데 이러한 소견은 염증에 의해 방광이 자극되어 생긴다.

요로 감염은 나이와 성별에 따라 원인이 다양하다. 어릴 때는 요로의 기형에 의한 경우가 많으므로 방사선 검사를 통해 요로의 기형을 확인하여 교정해 주어야 한다. 젊었을 때의 요로 감염은 성관계에 의한 것이 많으므로 배변 뒤 항문 세척의 방법이나 성교 후 배뇨 등을 교육하여야 한다.

노인의 경우 여자에서는 폐경으로 인한 호르몬 결핍에 따른 요도 상피세포의 위축, 남자에서는 전립선 비대 등이 원인이 되므로 이에 따른 치료를 하여야 한다.

신장병의 의심 증상 8 **고혈압**

신장의 이상으로 인한 고혈압의 발생 원인은 2가지로 나눌 수 있다. 신장염에 의한 수분과 염분의 저류로 인한 경우와 신동맥의 협착으로 인한 호르몬의 과잉 생산에 기인된다.

신동맥성 고혈압은 ▶고혈압의 가족력이 없으며 ▶25세 이전 혹은 45세 이후에 갑자기 심한 고혈압이 생기는 경우 ▶심한 두통을 동반하며 고혈압으로 인한 눈의 혈관 변화가 심한 경우 ▶일반 고혈압제에 반응이 없는 경우에 의심해 볼 수 있다.

이때는 몇 가지 검사를 통해 신혈관성 고혈압을 진단할 수 있으며 좁아진 신혈관을 넓혀주는 시술을 통해 혈압을 정상화시킬 수도 있다. 고혈압의 원인에는 대개 신장성, 신경성, 심장성, 본태성 등이 있다. 그중에서 신장성이 50% 이상 높게 나타나는 것을 보더라도 신장과 고혈압은 상호 발병 원인과 병증 악화에 서로 연관성이 깊은 것으로 볼 수 있다.

신장병을 확인하는
3가지 검사

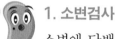 ## 1. 소변검사

소변에 단백과 당이 있는가? 있다면 그 양이 어느 정도 되는지를 알아보고 농축도, 산도, 적혈구와 백혈구의 유무, 세균 및 결정체의 존재 여부를 검사한다.

신장이 손상되면 오줌을 농축시키는 작용을 잃게 되므로 하루 중 첫 소변의 농축도가 떨어진 경우에는 신장병을 의심해 볼 수 있다.

그러나 오줌이 몸 밖으로 배출되어 체온 이하로 낮아졌을 때 오줌의 성분이 결정체를 형성하여 뿌옇게 보일 수가 있다. 이것은 몸의 이상을 나타내는 현상이 아니다.

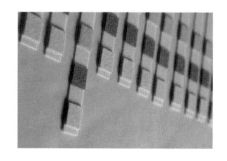

2. 혈액검사

혈액 속의 요소, 무기질, 콜레스테롤, 알부민, 칼륨, 당뇨, 헤모글로빈, 단백 등의 양을 측정하고 크레아티닌(CR), 혈액 내 요소질소(BUN)의 수치를 측정하여 신장 기능의 이상 유무를 검사할 수 있다.

3. 혈압검사

신장은 혈압을 높이기도 하고 내리기도 하는 역할을 하는데 물기가 몸 안에 고여서 혈액의 양이 많아지면 균형이 깨지므로 혈압이 오르게 되는 것이다.

물론 혈압이 높다고 신장이 다 나쁜 것은 아니지만 신장이 나쁜 사람은 대개 혈압이 높고, 또 고혈압이 오래가면 신장이 나빠질 수가 있다.

그리고 고혈압의 원인은 여러 가지가 있지만 신장성 고혈압이 많은 비중을 차지하므로 참고하기 바란다.

4. 혈액검사 시 참고할 정상 수치

- **크레아티닌**(Creatinine) 정상 수치 0.7~1.4mg/d*l*
- **BUN**(요소질소) 정상 수치 10~26mg/d*l*
- **칼륨**(Potassium) 정상 수치 3.5~5.5mmol/*l* (7.0이면 대체로 위험상황)
- **요산**(Uric acid) 정상 수치 3~7mg/d*l*
- **인**(Cholesterol) 정상 수치 2.5~4.3mg/d*l*
- **헤모글로빈**(Hamoglobin) 정상 수치 13.0~17.0mg/d*l*
- **알부민** 1+(소변에 알부민 30mg 함유), 2+(알부민 100mg), 3+(300mg), 4+(1,000mg 이상)
- **단백뇨**(Protein) 정상 수치 120~150mg/*l*
- **혈뇨**(RBC Count) 정상 수치 4~5 / HPF

05 신부전증 제대로 알고 대처하자

 신장질환 중에 가장 조심해야 하며 심각한 것이 만성 신부전증으로의 진행이다. 대개의 경우 만성 신부전증에 이르면 신장질환의 최고조점에 이른 것으로 생각하며 투석을 준비하는 때이기도 하다. 하지만 조금만 주의를 기울이면 만성 신부전으로의 진행을 막을 수도 있음을 생각할 때 참으로 안타까운 일이 아닐 수 없다. 때문에 이 항목에서는 만성 신부전에 대하여 알아보고, 신부전으로의 진행을 막는 방법을 생각해보자.

1. 신부전 그리고 3가지 진행요인

만성 신부전을 악화시키는 원인, 그것은 만성 신부전의 특징이라고도 할 수 있는데 정리해보면 크게 3가지로 묶을 수 있다.

첫째, 신부전은 반드시 진행한다.

이것은 신장이라는 장기의 특징에서 오는 것이다. 신장은 어떤 병으로 장애가 생겼어도 상처가 없는 부분이 다소 남게 된다. 그러나 그 남아있는 부분이 1/4, 1/5 이하가 되어버리면 설령 그 부분이 완전히 건강하다 해도 신장으로서의 기능은 점점 떨어져버리는 특징이 있다. 그 때문에 일단 만성 신부전이 되면 원래 질환이 나아도 신부전 자체는 결코 쾌유되지 않고, 오히려 더 진행되므로 심각한 것이다.

둘째, 원래 질환이 진행하면 신부전도 진행된다.

이것은 지극히 당연한 말이지만 만성 신부전은 반드시 원인이 된 질환이 있기 마련이다. 이 원인 질환이 차츰차츰 진행되어 나빠지게 되면 만성 신부전도 당연히 진행되어 악화되는 것이다.

셋째, 합병증이 신부전을 진행시킨다.

만성 신부전이 되면 실제로 다양한 전신적 합병증이 나타나게 되는데, 그 합병증 중 몇 가지가 원래 나쁜 신장을 더욱 나쁘게 하고 신장장애를 스피드 업 시키는 악순환이 일어나게 된다.

이와 같이 신부전은 부수적으로 진행 촉진 인자가 있다. 따라서 신부전을 컨트롤해 나갈 때는 항상 이상의 3가지 사항을 염두에 두고 대처해 나가야 한다.

2. 신부전을 진행시키는 3가지 기본적 요인에 대한 이해

첫째, 신장 기능 자체가 이미 1/4 또는 1/5 이하가 되면 남아있는 부분의 신장 기능이 건강하다고 해도 점점 악화되어 가는 것을 막을 수 없다는 문제다.

이것에 대하여는 현재 다른 방법이 없다. 건강한 신장을 가지고 점차 건강 정도를 확산시켜 가는 수밖에 없는 것이다.

둘째, 가지고 있는 질환을 어떻게 할 것인가?

이런 고민을 하지만 이것에 대해서는 이미 환자 자신이 약을 사용하여 치료하고 있을 것이다. 그러나 현실적으로 아무리 열심히 치료해도 완치까지는 어림없고 결국 신부전까지 진행해버리는 것을 생각하면 약조차도 충분한 효과가 없음이 입증이 되는 것이다. 하지만 그렇다 하더라도 희망을 버리지 말고 치료해야 한다는 것이 매우 중요하다.

셋째, 합병증 문제다.

여기에서 가장 문제가 되는 것은 고혈압인데 이 부분에는 현재 혈압강하제라는 아주 효과적인 약이 있다. 또 합병증의 첫 번째로 '고지혈증'이라는 혈액 중의 칼륨(K)과 인(P)의 농도가 아주 높아지는 문제가 있다. 이것도 고혈압과 마찬가지로 신장에 상처를 내고 신장장애의 진행을 촉진시킨다고 알려져 있으므로 칼륨(K)과 인(P)의 농도를 내리는 약을 복용하는 것이 중요하다. 식품 섭취에 있어서도 칼륨(K)과 인(P)의 섭취를 제한해 주어야 한다.

또 부종이나 신부전이 있으면 이뇨제가 굉장한 효력을 발휘하며, 식욕부진이나 위장장애 증상이 있으면 소화효소제나 위장약이 불가피하다.

이와 같이 가지고 있는 질환을 치료하기 위해서 또는 합병증을 억제하기 위해서라도 약물의 복용은 필요한 것이다. 때문에 '약을 사용하지 않아도 되지 않을까?' 하는 생각은 바람직하지 않다. 다만 만성 신부전의 경우 약물치료 이전에 생활습관이나 식습관의 변화와 수정이 매우 중요하며, 의사의 지시를 얼마나 잘 이행하는가 하는 문제가 치료의 관건이 될 수 있다.

06 신부전증 예방하려면 '감기' 절대 조심!

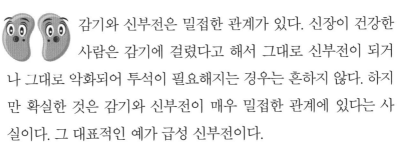 감기와 신부전은 밀접한 관계가 있다. 신장이 건강한 사람은 감기에 걸렸다고 해서 그대로 신부전이 되거나 그대로 악화되어 투석이 필요해지는 경우는 흔하지 않다. 하지만 확실한 것은 감기와 신부전이 매우 밀접한 관계에 있다는 사실이다. 그 대표적인 예가 급성 신부전이다.

감기에 걸린 것이 계기가 되어 급성 신부전이 되는 경우는 자주 볼 수 있다. 물론 이럴 경우 급성 신부전 환자들은 대부분 안정을 취하는 것만으로 한 3개월 정도 지나면 완전히 치유가 된다. 하지만 주의할 것은 그중 일부는 신염을 악화시켜 만성화해버리는 환자가 있다는 것이다.

즉 만성 신염이 되고, 만성 신염을 치료하지 않고 방치하면 결국 만성 신부전이 되며, 중증의 신장질환으로 진행되어 투석을 해야 하는 지경에 이르게 된다는 것이다.

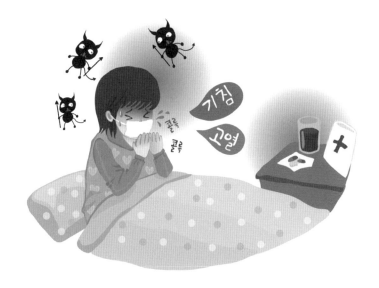

　또 한 가지 일반적으로 많은 사구체신염 중 하나로 I.G.A 신증이라는 질환이 있다. 만성 신염의 대표로 지적되는데 이것 역시 감기가 원인이 되어 발병하는 경우가 많다고 알려져 있다.

　이 I.G.A 신증은 처음부터 만성 신염의 양상을 띠기 때문에 결국 만성 신부전으로 진행이 되며, 투석에까지 이르게 되는 경우가 많이 나타난다. 물론 이런 가능성 즉, 감기가 원인이 되어 신장질환이 되고 결국 만성 신부전이 되어 투석까지 이르는 경우는 감기를 치료하지 않고 방치하거나 오랫동안 치료가 되지 않아 악화시킨 경우다. 2~3일 정도 앓고 치료가 되는 감기라면 크게 걱정할 일은 아니지만 결국 원인관계에 있는 만큼 소홀하게 생각할 일이 아니라는 점을 인식해야 한다. 간혹 I.G.A 신증의 경우 2~3일 정도의 가벼운 감기가 원인이 되어 일어나는 경우도 있기 때문이다.

감기에 걸리면 체력이 떨어지게 되므로 몸이 몹시 약해지게 된다. 실제로 건강한 신체를 가지고 있던 운동선수가 감기를 계기로 신장이 망가져서 투석까지 진행된 예가 있음을 보면 가볍게 넘겨서는 안 되는 것이다.

예로부터 '감기는 만병의 근원'이라고 했다. 실제로 신장질환자에게는 중요한 일이 아닐 수 없다. 투석에 들어간 환자들을 조사해본 결과 최초의 계기는 감기였다는 경우가 의외로 많기 때문이다.

하지만 이런 사실을 너무 예민하게 받아들일 필요는 없는 것이 특히 스트레스를 조심해야 하기 때문이다. 중요한 것은 **무조건 감기에 걸렸을 때는 만사 제쳐두고 안정을 취하면서 영양분을 섭취하고 완전히 치료되도록 하고 완치 시점에서 반드시 소변검사를 실시하여 단백뇨의 유무를 확인해야 하는 것이다.**

07 신장 환자 첫째도 둘째도 '안정'

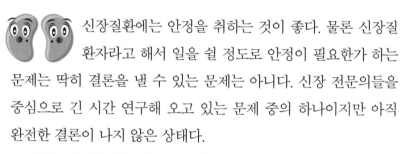 신장질환에는 안정을 취하는 것이 좋다. 물론 신장질환자라고 해서 일을 쉴 정도로 안정이 필요한가 하는 문제는 딱히 결론을 낼 수 있는 문제는 아니다. 신장 전문의들을 중심으로 긴 시간 연구해 오고 있는 문제 중의 하나이지만 아직 완전한 결론이 나지 않은 상태다.

이유는 신장에 부담을 주지 않는 정도의 운동이나 노동 그리고 신장에 부담을 주지 않는 정도의 안정이란 것이 개인적인 차이가 있기 때문에 수치로 나타낼 수 없기 때문이다.

또 원래 가지고 있던 질환이 무엇인지, 합병증의 상태가 어떤지, 또 약의 효과는 어느 정도인지 등 여러 가지 요인에 따라 요구되는 안정의 상태가 다르기 때문이다.

이것은 개인의 차이뿐 아니라 같은 사람이라도 시간과 환경에 따라 여러 가지 양태로 변화하기 때문이다. 같은 신장병, 같은 증상이라도 온종일 침대에서 안정을 취해도 증상이 나빠지는 경우가 있는가 하면 어느 정도의 운동적 부담을 주어도 악화되지 않는 경우도 있기 때문이다.

따라서 무조건 안정을 이야기할 수 없으며, 모든 것은 현실적 상황에 따라야 한다(CASE BY CASE)는 것이다.

안정된 상태에서 진행된 만성 신부전의 경우 일상적인 가정생활이나 어느 정도의 육체노동뿐 아니라 보통의 사무직에 종사하는 것은 별문제가 되지 않는다고 알려졌다.

따라서 신부전증이라는 이유만으로 무조건 하루 종일 집에서 쉬는 일은 의미가 없다고 할 수 있다.

다만 일정한 운동을 하고 난 후 하루 정도 푹 쉬고 나도 다음날 피로가 풀리지 않는 경우 본인에게 과한 것이며, 방치하고 계속할 경우 신장장애 요인이 되므로 질환의 악화로 이어지게 되는 것이다.

일반적으로 혈액 속의 크레아티닌 수치를 가지고 안정도를 판

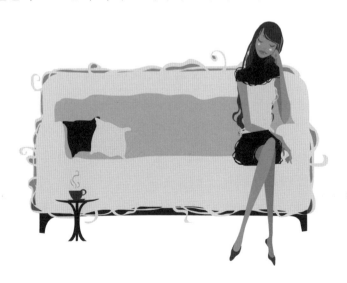

단하려고 하는데 이것은 무리가 따른다. 필요한 안정도의 경우 합병증의 유무, 병증의 활동성 등의 전체적 지표가 중요하기 때문이다.

실제로 혈액 중의 크레아티닌 수치가 2mg/dl이라고 해도 안정을 취해야 하는 경우가 있는가 하면, 8mg/dl이라 하더라도 안정하고 있으면 정상적인 생활을 해도 아무 문제가 없는 경우도 있다.

따라서 꾸준히 질환의 상태와 본인의 컨디션과 환경을 파악하고 거기에 맞추어 생활하는 것이 중요하다.

크레아티닌(C.R)과 BUN의 상승 요인

크레아티닌(C.R)과 BUN의 상승은 곧 신장 기능의 상실을 의미한다.

⊙ 크레아티닌(C.R) 상승 요인
1. 다량의 단백질을 섭취할 때
2. 원기부족(빈혈, 피로, 허약, 스트레스)
3. 부신피질호르몬제(스테로이드제제)를 주사나 복용할 때(몸의 단백질을 연소하기 때문)
4. 탈수현상(과한 운동이나 노동, 심한 사우나 등으로 지나치게 땀을 흘리는 경우)

⊙ 요소질소(BUN) 상승 요인
1. 단백질 분해산물이 많으면 연소가스가 상승하고 BUN도 상승한다.
2. 고단백을 과다 섭취하면 신기능이 정상이라 하더라도 BUN은 상승한다.
3. 체내의 단백이 망가지거나 먹는 단백이 점점 연소하는 것과 같은 상황이면 식사와 관계없이 BUN이 증가한다.

신장병의 특효 12씨앗요법이란?

오미자, 토사자, 구기자, 공사인, 나복자, 천련자, 복분자,
여정실, 차전자, 호마인, 정력자, 연자육 등을
법제 과정을 거쳐 고운 분말로 만들어 약으로 쓰는데
신장병 치료에 큰 효과가 있는 것으로 나타나고 있다.

PART 03

신장병을 치료하는
12씨앗요법
비밀 속으로…

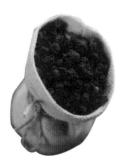

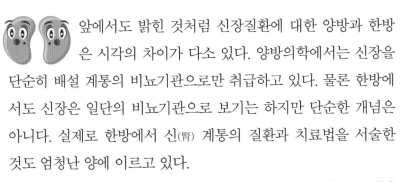

01 한방에서 보는
신장의 특별한 기능과 역할

앞에서도 밝힌 것처럼 신장질환에 대한 양방과 한방은 시각의 차이가 다소 있다. 양방의학에서는 신장을 단순히 배설 계통의 비뇨기관으로만 취급하고 있다. 물론 한방에서도 신장은 일단의 비뇨기관으로 보기는 하지만 단순한 개념은 아니다. 실제로 한방에서 신(腎) 계통의 질환과 치료법을 서술한 것도 엄청난 양에 이르고 있다.

양쪽의 신장을 똑같은 기능으로 보는 것이 아니라 좌측은 신장이며, 우측은 명문(命門)이라 하여 정신(精神)과 원기(元氣)가 이곳에서 비롯된다고 본다. 또 남자의 경우 정을 간직하여 생명의 근원이 되며, 여자의 경우 포(胞)를 가지고 있어 생식능력을 가지게 되는데 이 모두를 신(腎)의 범주에 있다고 보는 것이다.

또한 한방의 종합관에 따르면 음식물의 영양분이 흡수되고 남은 찌꺼기인 조박을 배설하는 항문도 신장계통에 속하고, 신장이

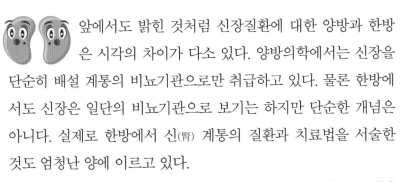

재흡수 하여 생명활동을 양성하는 기능을 재기의 태세라고 생각함으로써 월경과 출산, 성교의 성숙도 신장개념에 포함시키고 있다는 것이다.

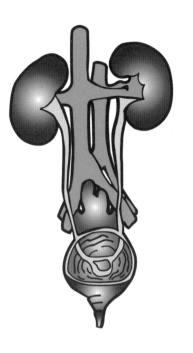

한방의학에서는 '신자작강지기교출(腎者作强之技巧出)'이라 하여 남자의 생식기에는 강한 생명력이 있으며, 여자는 새로운 생명력을 생산하는 생식기능이 있다고 밝히고 있어 신장이 생식기능을 지니고 있다는 것을 말해준다.

한의학적 상생상극의 원리는 두 개의 신장을 각각 다르게 보고 역할도 다르게 정의한다. 즉 **좌(左)-수(水)-신(腎)이라 하여 왼쪽의 신장은 남자에 속하며, 좌신정(左腎精)을 위주로 한다. 우(右)-화(火)-명문(命門)이라 하여 오른쪽의 신장은 여자에 속하며, 우신포(右腎胞)를 위주로 한다.** 때문에 명문(命門)에서 모든 정신(精神)과 원기(元氣)가 시작된다고 보는 것이다.

02 신장병 치료에 탁월한 12씨앗요법이란?

 필자에게는 13대째 대대로 이어져 내려오는 신장 치료의 가전 비방이 있다.

가전(家傳)되어 오는 이 비방과 침향(沈香)을 이용한 치료 그리고 그동안 시대의 변화에 따른 변법 등 필자가 연구한 처방으로 환자들을 치료한 결과 신장 기능이 50% 정도 상실된 상태일 경우는 70% 이상의 완치율을 보이고 있으며, 그 이상일 경우와 신부전일 때 역시 좋은 치료의 효과를 나타내고 있다.

이 수치는 본원에서 측정한 것이 아니라 환자 자신이 이전에 다니던 병원에서 혈액과 소변검사를 통하여 나타난 수치이므로 상당한 객관성을 가지게 되는 것이다.

그 중에는 양방 쪽의 치료를 받다가 결국 포기하고 실의에 빠져 죽기만을 기다리던 환자가 필자의 처방으로 완쾌되어 다시 살아난 기적 같은 경우도 있었다.

필자의 처방 전부를 공개하기는 어렵지만 이미 방송을 통하여 공개된 부분만을 간단하게 소개한다.

한약 중 이름 뒤에 자(子)나 인(仁), 실(實), 육(肉)자로 끝나는 것은 씨앗인 경우가 많다. 일컬어 '씨앗요법'인데 이 씨앗들은 또 신(腎) 계통의 처방에 많이 쓰이게 된다.

사람들이 자식을 표현할 때 씨앗에 비유하는 경우가 있는데 참으로 재미있는 것이다. 일컬어 12씨앗요법이란 것인데 오미자, 토사자, 구기자, 공사인, 나복자, 천련자, 복분자, 여정실, 차전자, 호마인, 정력자, 연자육 등을 종류에 따라 비율을 조정하고 각각의 법제 과정을 거쳐 고운 분말로 만들어 약으로 쓰는 것이다.

참고로 신장병이 초기와 중기의 상태라면 씨앗요법으로 70% 이상 충분히 치료가 된다. 하지만 말기에 이른 만성 신부전증의 경우 좀 더 약효를 상승시키고 기를 살려주는 약이 필요하여 오랜 시간 동안 찾아보았다. 그 결과 침향(沈香)을 병행 투약하여 치료의 효과를 상승시키게 되었다.

실제로 그동안의 임상에서 말기 신장질환일 때 침향과 씨앗요법을 병행 투약했을 때 증상이 완화되는 시간의 단축은 물론 대개 50% 이상의 치료율을 보이는가 하면 때로는 그 이상의 효과도 나타났다. 심지어 완치에 이른 경우까지도 있었다.

어떤 질환이든 간에 치료를 하는 과정에서 약으로 인한 독성과 부작용이 초래된다면, 또 그 병은 고칠망정 또 다른 부위가 상대적으로 해를 보게 된다면 과연 바람직한 치료법인지 깊이 생각을 해보아야 할 것이다.

양방의 의학원리가 화학적이며 국소 또는 부분치료 개념이라

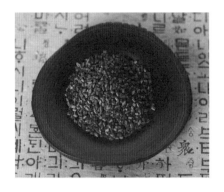

고 한다면 한방의 의학원리는
자연적이다. 따라서 종합적으
로 오장육부의 상생상극 관계
를 감안하여 직접, 간접적으
로 해를 끼치지 않는 상생적
개념으로 처방된 12씨앗요법
은 신장병을 치료하면서 간기
능은 물론 위와 장에 도움을 준다. 전혀 부작용이나 독성이 없는
것이 특징이며 장점이다.

또한 앞에서 언급하였듯이 남성의 정(精)을 관장함으로써 여러
가지 남성 기능 개선에도 도움이 된다.

신비의 약재
침향(沈香)이란?

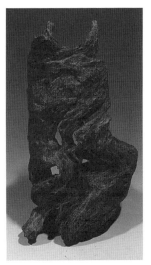

침향은 신경(腎經), 비경(脾經), 그리고 간경(肝經)에 작용한다. 신경과 간경은 생식기능을 관장하는 장부로 알려져 있다.

또 침향은 자연 상태의 생약으로 강력한 항균, 방부, 방충작용을 한다. 또한 위, 비장, 신장을 경유하면서 기의 순환을 원활히 해주는 최고급 약이다.

침향의 항균력과 나쁜 기를 제거하는 뛰어난 능력은 간경화, 만성간염, 간장과 비장이 부은 것, 신장의 각종 질환, 위하수, 위궤양, 위경련, 만성위염, 횡격근 경련, 변비, 풍습, 냉풍마비, 천

아열대성교목인 침향나무 속에 생성된 수지 부분만을 발췌한 모습. 고순도의 침향 수지만을 약재로 사용할 수 있다.

식, 폐결핵, 갑상선암 등 중요 질환을 치료한다. 그리고 내장과 신경, 심장을 강화하고 감각기능을 발달시킨다. 침향은 모든 향이 갖고 있는 약성을 모두 갖고 있는 고급 한약재인 것이다. 침향의 효능을 요약 정리해보면 다음과 같다.

1. 침향은 장부를 보호한다. 하부에 한기(寒氣)가 느껴지거나 기(氣)가 역행(逆行)하여 결리거나 막힌 것을 제거할 수 있다.

2. 간(肝) 조직을 부드럽게 하고 간질환을 치료한다. 때문에 만성 간염, 우협신경은통(右脅神經隱痛)과 간경화(肝硬化) 및 복수(腹水), 간(肝)과 비장(脾臟)이 부은 것을 치료한다.

3. 기(氣)를 중화하고 위(胃)를 따스하게 다스리며 장부(臟腑)에 기가 통하게 한다. 만성적인 소화기관의 질환과 위장의 통증, 위하수, 위궤양, 위경련, 그리고 흉복의 막힘 등을 해소한다.

4. 장(腸)에 가스가 찬 경우와 변비(便秘)를 치료한다. 변비의 경우 매우 빠른 효과를 보게 된다.

5. 신장(腎臟)을 따뜻하게 하고 기를 주어 보호하며 혈액순환을 돕는다. 때문에 발기부전 및 정력 등의 효과가 있다.

6. 양기(陽氣)를 강화하고 허리를 따뜻하게 하며 근육을 강화한다.

7. 냉풍마비(冷風痲痺), 풍습병(風濕病)을 치료한다. 몸속의 한기(寒氣)를 몰아내고 따뜻하게 해주기 때문이다.

8. 기관지 천식을 없애고 담(痰)을 제거한다.

9. 알레르기성 질환에 효과를 낸다.

10. 침향은 항균 효능이 뛰어나다. 자연계의 약재 중 극소수의 강력한 항균 효능을 가진 순수 천연 약재로 특히 간균(桿菌 -Bacillus)에 대한 강력한 항균 효능이 있다. 인형결핵간균(人型

結核桿菌- Tubercle Bacillus)에는 완전한 항균력이 있으며, 상한간 균(傷寒桿菌-Typoid Bacillus)과 이질간균(痢疾桿菌-Dysenteric Bacillus)에도 강렬한 항균력이 있다.

침향은 우리나라에서는 생산되지 않으면서도 이미 삼국시대 이전부터 약재로서 뿐만 아니라 진귀한 보물로 취급되었으며, 주요 한의서에도 약재로서의 효과를 기술하고 있다.

침향은 생성과정에서부터 매우 오랜 시간을 필요로 하기 때문에 그만큼 진귀해졌을 것이다. 그리고 모든 교통수단이 발달한 오늘날에도 쉽게 구입할 수 없고 그마저도 고가이기 때문에 함부로 다룰 수가 없었다.

때문에 필자 입장에서도 우선 문헌적 연구로부터 접근할 수밖에 없었던 것을 우연한 기회에 진품 침향을 구하여 중증 신장병에 함께 처방함으로써 일정 부분 치료의 효과를 향상시키는 임상적 경험을 해볼 수 있게 되었으므로 여기에 소개하는 것이다.

물론 이 모든 것은 불치라고 인식되는 신장질환의 치료효과를 다소라도 높여 환자들의 고통을 덜어주고자 하는 노력의 산물이라고 할 수 있다.

침향은 수지 부분을 가려내어 미세한 분말로 만들어 법제(수치)를 한 후 약으로 사용되며, 전문 감정사의 감정을 거친 고급품이라야 내복약으로 사용할 수 있다.

신장병 환자는 식이요법에 신중을 기해야 한다.
신장질환의 식사지침에 있어
가장 중요한 것은 저염식, 무자극성이다.

PART 04

신장병 환자는 뭘 먹지?
신장병 **환자의**
식이원칙

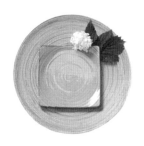

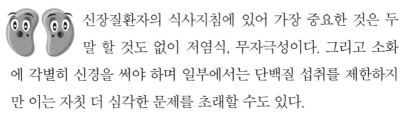 신장질환자의 식사지침에 있어 가장 중요한 것은 두 말 할 것도 없이 저염식, 무자극성이다. 그리고 소화에 각별히 신경을 써야 하며 일부에서는 단백질 섭취를 제한하지만 이는 자칫 더 심각한 문제를 초래할 수도 있다.

예컨대 소변으로 단백질이 빠져나가는데 이를 보충해주지 않고 방치하면서 단백질 섭취를 제한하게 되면 빈혈을 초래하게 되며, 빈혈로 인하여 회복이 어려워질 수도 있는 것이다.

따라서 요단백이 많이 검출될 경우 소화에 신경을 쓰면서 적당량의 단백질을 섭취하여야 하고, 무리하지 않는 범위 내에서 영양관리를 해주어야 한다.

다시 말해서 신장병 환자는 식이요법에 매우 신중을 기하여야한다. 쉽게 말해서 고단위 단백질과 영양섭취가 해로운 반면 너무 저단백, 저영양성 음식물 역시 해롭기 때문이다. 너무 많이 먹어도, 또 너무 안 먹어도 나쁘다는 것이다. 적당한 선의 영양섭취가 매우 중요하며 섭취 기준을 참고하여 신경을 써야 할 것이다.

1. 급성 신장염일 때

- 필요에너지 섭취, 신장 기능에 알맞은 단백질 섭취
- 식염을 제한하고 부종이 심하거나 요량이 많을 때는 수분 제한
- 육류와 찬 음식을 피하고 생 채소를 피하고 살짝 데쳐 먹는다.
- 조개 종류를 끓여 먹을 경우 국물을 담백하게, 저염분 상태에서 먹는 것은 무방하다.

2. 만성 신장염일 때

① 잠재형

- 단백질 과잉 섭취를 삼가고, 식염 제한
- 식품첨가물 또는 방부제 첨가 식품 금지, 청량음료 금지
- 조개류는 국물을 저염분 상태로 슴슴하게 끓여먹는다.
- 빈혈 예방을 위하여 참붕어를 백숙상태로 푹 고은 후 기름기를 완전히 제거하고 체질에 따라 조금씩 먹는다.

② 진행형

- 식사 중에 단백질 양을 충분히 고려해야 한다.
- 단백질 제한 시 당질과 지방질로 에너지 확보
- 고혈압 또는 부종이 있으면 나트륨 섭취 제한
- 요량이 줄어들면 수분 섭취에 신경을 쓴다.

③ 네프로제형

- 단백질 섭취량을 늘린다.
- 부종이 심하면 무염식으로 한다.
- 요단백과 부종이 없어지면 식염 제한을 완화시켜도 됨.
- 빈혈 단계에서는 영양관리가 다소 필요하다.

④ 말기

- 충분한 에너지 섭취
- 고혈압, 부종이 있으면 식염 섭취를 제한한다.
- 요량이 많아지면 수분 섭취 제한
- 칼륨, 인 등의 식품 섭취에 주의
- 고단백 음식보다 고칼로리 음식 섭취

3. 네프로제증후군일 때

- 고단백질 식사
- 저염식, 수분 제한
- 지방질 제한
- 이뇨제를 사용하는 경우 칼륨 섭취를 늘린다.

4. 당뇨병성 신장염일 때

- 총에너지를 제한
- 단백질 제한
- 식염 제한

5. 신부전증일 때

① 만성 신부전 다뇨기

- 열량은 1일 2,000kcal 이상
- 단백질 제한은 1일 30g 정도까지를 한도로 하고 혈액검사 결과 및 식사 섭취 상태를 보면서 실시한다.
- 식염 및 수분 제한, 특히 염분 제한은 고혈압, 부종인 경우에는 1일 3g까지를 목표로 엄중히 실시한다.
- 조미료 양에 신경 쓰고, 간식도 효과적으로 이용해서 간식률을 줄이도록 한다.
- 찬 음식과 생 채소의 섭취를 제한한다.

② 만성 신부전의 진행기 및 핍뇨기

- 열량은 1일 2,000kcal 이상
- 단백질 제한은 30g 이하
- 염분 제한은 고혈압, 심부전, 부종 등의 정도에 따라 엄중히 실시한다(1일 3g까지).
- 수분은 요량+600~800ml 정도를 목표로 하나 체중 증가가 진행되는 경우는 엄중히 관리한다.
- 요량이 1일 500ml 이하로 되면 칼륨 제한에도 유의해야 한다.

다시 한 번 강조하지만 신장질환자에게 특히 중요한 것이 식이요법이다. 어찌 보면 식사요법은 약물 치료요법 이상 중요하며 그 이상 효과적일 수도 있는 것이다. 따라서 신장질환자는 확실한 식사요법의 지침을 중요하게 인식해야 한다.

02 식염 제한은 어떻게?

식이요법 중 가장 중요한 것 중 하나가 염분 섭취의 제한이다. 식염 제한이 효과적인 것은 일반적으로 잘 알려져 있지만 특히 만성 신부전의 합병증으로 일어나는 고혈압인 경우는 특히 중요하다.

식염은 신장장애가 있을 때의 식사요법으로 매우 중요하며 식염을 많이 섭취하면 혈압이 오르고, 제한하면 혈압이 내려가는 경향이 굉장히 강하게 나타나기 때문이다.

또한 식염은 혈압강하제에 대한 반응 역시 높기 때문에 식염 제한을 제대로 지킬 경우 혈압강하제 역시 좋은 효과를 나타내게 된다. 따라서 혈압을 직접 조절하기 위해서나 강하제의 효과를 높이기 위해서도 식염 제한은 매우 중요한 사항이다.

03 단백질 제한은 어떻게?

단백질 제한은 만성 신부전 치료에 있어 가장 중요한 요소다. 단백질은 인체의 3대 영양소의 하나로 매우 중요한 것이지만 한편으로는 신장에 상처를 주는 부정적 성질을 가지고 있다. 매우 건강한 신장이라고 하더라도 단백질을 지나치게 섭취하면 상처를 입게 된다. 따라서 이미 현저하게 기능이 떨어져 버린 신장은 보통량의 단백질이라 하더라도 상당히 부담이 되는 것이다.

따라서 식이요법에 있어서 단백질 섭취의 조절은 매우 중요한 일이며 신부전증의 진행에 상당한 효과가 있음을 확인할 수 있다.

신장병 환자 세 가지를 확실히 조절하라!

1. 단백질 조절   2. 염분 조절   3. 수분 조절

04 신장병 환자의
금기음식

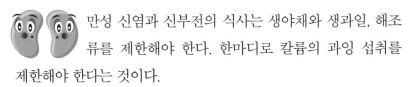 만성 신염과 신부전의 식사는 생야채와 생과일, 해조
류를 제한해야 한다. 한마디로 칼륨의 과잉 섭취를
제한해야 한다는 것이다.

예부터 생야채나 과일은 만성 신부전 환자에게 좋지 않다고 알
려져 왔다. 왜 그런지 이유를 궁금해 하는 사람들이 매우 많다.

칼륨 수치가 높아질수록 신장 기능은 점점 상실되어가기 때문
이다. 그리고 모든 야채와 과일에서 칼륨 성분이 높게 나타나기
때문이다. 만성 신부전 환자는 고칼륨혈증이 되기 쉽다는 문제가
있다.

혈액 중의 칼륨 농도가 높아지면 심근의 기능이 저하되어 부정
맥을 일으키거나 최악의 경우 심장 정지를 일으키는 매우 위험한
병이다. 또 혈액 중에 칼륨 농도가 올라가면 혈액은 산성이 되므
로 식욕이 떨어지고 기운이 없어 몸이 처지게 되는데 고칼륨혈증

은 칼륨이 신장에서 빠져나가지 못하여 일어나는 것이다. 그런 동시에 칼륨 농도가 높아지면 신장 기능을 점차 약화시키고 심지어 위험 상태로까지 악화될 가능성이 높기 때문이다.

칼륨의 증가를 억제하는 가장 좋은 방법은 바로 섭취를 줄이는 것이다. 우리는 흔히 밥이나 육류, 생선 반찬 등을 1차적으로 생각하고 야채나 과일 등은 부수적으로 생각하지만 여기에는 다른 식품에 비하여 매우 많은 함량의 칼륨이 있어 생야채나 과일의 섭취가 그만큼 좋지 않은 것이다.

그렇다고 밥이나 육류, 생선에 칼륨이 없는 것은 아니다. 다만 주식의 경우 우리가 섭취하는 양이 대개 정해져 있기 때문에 조절이 상대적으로 쉽지만 섭취량이 불분명한 생야채나 과일은 아예 금하는 것이 칼륨 섭취를 줄이는 방법이 된다는 것이다.

다음 표를 보면 이해하기가 쉬울 것이다.

⊙ 식품의 칼륨 함유량 (100g당 mg)

품목	백미	아지 (생선)	가다랭이 (생)	계란	우유	호박	귤	사과	쇠고기
함유량	27	270	410	130	150	330	130	110	320

표에서 보듯이 주식류에도 칼륨의 함유량은 많은 것으로 나타나고 있다. 따라서 생야채와 과일을 금하는 것과 함께 주식의 제한 섭취 또는 조절이 매우 중요한 것을 알 수 있다.

우리의 몸은 수십 조의 세포로 이루어져 있고 그 세포에는 칼륨이 꽉 차 있다. 그 농도는 대개 혈액의 35배 정도로 많다. 이 세포 속 칼륨이 만성 신부전이 되어 혈액이 산성이 되면 세포 속에서 혈액 속으로 차츰 흘러나오게 된다. 혈액의 35배나 되는 양의 칼륨이 혈액 속으로 들어오기 때문에 당연히 고칼륨혈증이 되는 것이다.

따라서 고칼륨증의 예방과 치료는 혈액이 산성이 되지 않도록 하는 일이 가장 중요하다. 여기에는 단백질의 제한이 아주 중요한데 단백질의 섭취를 엄격하게 제한하면 혈액이 산성이 되지 않고 또 산성화의 속도를 늦추게 되는 것이다.

만일 산성이 되었다 하더라도 가볍게 지나가고 세포에서 칼륨이 빠져나오는 것이 더뎌지게 되므로 고칼륨증으로의 진행을 늦추게 되는 것이다.

때문에 가장 중요한 것이 단백질의 조절이며, 이를 통하여 혈액의 산성화를 막게 되고 세포에서 칼륨이 빠져나오는 것을 방지하게 되는 것이다.

그 외에 신장병 환자가 언제나 염두에 두고 절대 금해야 할 식품을 살펴보자.

1. 냉성식품

- 차가운 기운을 가진 음식 : 메밀냉면류, 빙과류
- 냉성 과일 : 수박, 참외, 토마토, 방울토마토, 키위
- 자극성 있는 음식 : 맵거나 짠 음식. 특히 짜게 먹는 것이 나쁨.
- 생음식 : 생야채, 생녹즙, 생선회 등
- 주류 및 알레르기 유발식품 : 복숭아, 고등어 등
- 어 · 육류: 생선회와 등푸른 생선, 동물성 지방질

- 기타 : 인스턴트와 패스트푸드, 냉한 음식, 생식, 선식, 잡곡류, 우유

2. 치료 시 금해야 할 식품

- 녹두 음식 : 숙주나물, 청포묵, 녹두빈대떡, 녹두죽 등 해독작용이 있는 식품들
- 김, 미역 등 해조류 : 약효 방해, 해독작용
- 동물성 지방 : 약 흡수 방해

05 절대 금하는 음식을 먹는 방법

 대체로 칼륨이 높은 음식은 신장 기능을 더욱 약화시키므로 섭취에 신중을 기해야 하고 칼륨은 모든 야채와 과일에 함유되어 있어 생야채나 과일은 금하여야 한다.

그렇다고 전혀 먹지 않을 수 없으므로 가공 또는 조리하여 섭취하고 아래의 지침을 따르는 것이 좋다.

1. **생야채** | 삶아서 먹어야 되며 더욱 좋은 방법은 삶은 야채를 참기름과 식초를 혼합하여 먹는다.

2. **생선류** | 생선회와 등푸른 생선을 피하고 나머지 백색, 적색, 회색의 생선은 익혀서 먹어도 무방하다.

3. **육류** | 살코기를 적은 양으로 잘 다져서 골프공 정도의 크기로 주 2회 정도 섭취한다.

4. **토마토 종류** | 익히거나 요리해서 먹는다.

5. **과일류** | 잼이나 통조림과일 등이 좋다(칼륨 수치가 줄어듦).

※ 단 당뇨병 환자는 당분 때문에 좋지 않으며 생과일을 금하더라도 아주 적은 양을 먹어야 하며 매실류는 무방하다.

6. 일반식사 | 쌀을 위주로 하며 소량의 현미를 섞거나 검은콩 몇 알을 섞는 것도 무방하다(평소 식사는 소식을 하여야 함).

7. 해조류 | 생김은 칼륨 함량이 높기 때문에 반드시 참기름을 발라 구워 먹는다. 다시마는 끓여서 다시마 물을 내어 이용한다.

8. 향신료, 향미료 종류는 먹어도 무방함.

9. 식초를 많이 이용하면 좋다 | 오이, 고추, 마늘, 양파, 일반 파의 흰 부분 등을 식초에 절인 다음 먹으면 좋다.

06 신장병 환자의
식단 참고표

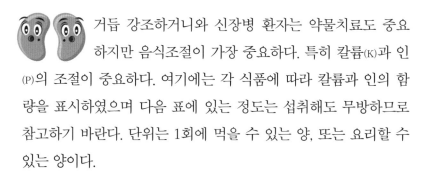 거듭 강조하거니와 신장병 환자는 약물치료도 중요하지만 음식조절이 가장 중요하다. 특히 칼륨(K)과 인(P)의 조절이 중요하다. 여기에는 각 식품에 따라 칼륨과 인의 함량을 표시하였으며 다음 표에 있는 정도는 섭취해도 무방하므로 참고하기 바란다. 단위는 1회에 먹을 수 있는 양, 또는 요리할 수 있는 양이다.

1. 일반식품류

◉ 칼륨과 인이 거의 없는 식품

식품 (g)	K (mg)	P (mg)	식품 (g)	K (mg)	P (mg)	식품 (g)	K (mg)	P (mg)	식품 (g)	K (mg)	P (mg)
카레분 2/3ts	-	-	칡가루 30g	-	-	한천가루 2g	-	-	녹말가루 3g	1	1
베이킹가루 50g	24	20	핫케익믹스 50g	28	22	고사리녹말 30g	-	-	고춧가루 10g	4	2

후추약간	-	-	고추냉이 5g	-	-	머스타드 약간	-	-	케롤라이나 10g	-	-
파래김 1/4장	10	5	파슬리 약간	-	-	시나몬 약간	-	-	래디쉬 1개	5	3
백설탕 5g	-	-	한천 2g	-	-	유자 8g	10	-	구이김 1/8장	6	3
민트잎 약간	-	-	피클 5g	-	-	홍고추 반쪽	-	-	육두구 약간	-	60
생강초절임 5g	5	-	물엿	-	-	살구씨두부 100g	-	-	참기름 1.5g	-	-
페퍼민트 20g	-	-	무순 5g	-	-	녹두국수 10g	0	3	버터 5g	-	-
마가린 10g	30	30	치즈 1g	5	51	마요네즈 13g	-	-	다시마물 150g	-	-
식용유 10g	-	-	식초 10g	-	-	진저에일 200g	-	-	콘소메 1/3ts	-	-
꿀 15g	-	-	매실 30g	7	-	매실주 30g	10	-			

2. 과일 및 기타 통조림, 잼 종류

◉ 과일 및 기타 통조림류 그리고 잼류

식품 (g)	K (mg)	P (mg)	식품 (g)	K (mg)	P (mg)	식품 (g)	K (mg)	P (mg)	식품 (g)	K (mg)	P (mg)
딸기잼 20g	15	5	포도잼 20g	19	7	블루베리잼 15g	13	3	토마토케첩 5g	-	-
사과캔 40g	-		복숭아캔 30g	24	3	딸기젤리 3개	23	12	귤캔 30g	23	3
밤캔 2알	15	5	버섯캔 15g	-	-	마늘캔 2g	15	4	바다참게캔 10g	-	4
체리캔 5g	5	-	죽순캔 20g	17	7	굴캔 30g	23	3	파일젤리 20g	6	0
포도농축액 20g	23	3	버찌캔 2개	10		살구캔 25g	24	2	그린피스캔 5g	-	-
모시조개캔 15g	10	30	서양배캔 60g	33	3	황도캔 40g	32	3			

3. 야채 및 나물류

⊙ 나물류

식품 (g)	K (mg)	P (mg)	식품 (g)	K (mg)	P (mg)	식품 (g)	K (mg)	P (mg)	식품 (g)	K (mg)	P (mg)
샐러드야채 10g	37	5	셀러리 15g	54	5	적피망 15g	32	4	차조기잎 2장	5	1
숙주나물 10g	13	4	꽈리고추 1개	19	2	버섯 15g	-	-	마늘2g	7	2
배추절임 20g	5	10	표고버섯 5g	8	3	참깨 1ts	12	16	배추소금에절임 20g	5	10
나메고버섯 20g	20	7	야생파 5g	20	2	삶은고비 30g	5	5	카롤라이나 10g	-	-
송이버섯 10g	40	5	생미역 5g	37	3	목이버섯 3g	36	6	죽순 20g	17	7
팽이버섯 5g	-	5	보라양파 10g	15	3	생강 10g	17	1	팔순이나물 2g	13	1
장국국물 50g	10	5	락교 초절임	5	0	파 1/3쪽	12	3	된장 2ts	20	8
다시마 10g	40	0	양상추 10g	22	2	생강초절임 10g	-	-	멜루사 50g	4	2
풋콩 5g	34	8	순무잎 15g	15	2	파드득나물 5g	19	7			

• 모든 야채는 숙채의 형식으로 익히거나 데쳐서 드셔야 합니다.

4. 과일, 콩류, 면과 빵류

⊙ 과일, 콩, 기타 빵과 국수류

칼륨과 인이 신장환자에게는 해로우나, 이 식단표에 있는 정도는 무관하게 드실 수 있지만 내용 중 x표는 드시지 말아야 합니다.

음식 (g)	K (mg)	P (mg)	음식 (g)	K (mg)	P (mg)	음식 (g)	K (mg)	P (mg)	음식 (g)	K (mg)	P (mg)
완두콩 8g	30	8	사과 1/6쪽	33	2	밤 15g	23	7	검은깨 15g	8	11
차조기 열매 5g	21	6	꼬투리완두 3개	9	3	어묵 15g	18	12	빵가루 7g	12	5

소맥분 50g	4	2	생크림 25g	12	6	롤케이크 1조각	30	20	쌀 120g	30	40
닭고기스프 30ml	33	11	귤 30g	23	3	레몬 5g	6	0	전분떡 45g	18	0
스파게티면 80g	27	27	참깨 15g	12	16	크라쌍 1개	50	40			

5. 육류, 생선 및 계란

⊙ 동물과 생선 및 계란

음식 (g)	K (mg)	P (mg)	음식 (g)	K (mg)	P (mg)	음식 (g)	K (mg)	P (mg)	음식 (g)	K (mg)	P (mg)
베이컨 1장	20	20	크림치즈 15g	11	11	뱅어포 4g	15	0	유부 10g	10	40
말린 작은새우 2g기준	24	24	메추리알 1알 기준	16	24	계란 (난황)	6	-			

6. 과자 및 차 종류

⊙ 과자 및 차 종류

음식 (g)	K (mg)	P (mg)	음식 (g)	K (mg)	P (mg)	음식 (g)	K (mg)	P (mg)	음식 (g)	K (mg)	P (mg)
웨하스 2개	2	2	전병과자 10g	4	2	포테토칩 3g	36	3	콘프레이크 25g	25	0
레몬티	6	0	매실차 30g	-	-	보리차 3/4컵	10	0	아몬드 2개	20	13
단밤 3개	23	7	양갱 50g	10	20	사과주스 1잔	29	0	가루녹차 1/2ts	27	4

반드시 알아두세요 (조리 시 주의사항)

1. 진한 양념 대신에 생강 초절임을 이용 (가지, 오이, 배추, 순무 등… 칼륨(K)이 줄어듦)
2. 단맛을 낼 때 설탕 대신 꿀을 이용(칼륨(K) 저하)
3. 된장 사용 시 감염된장을 사용하면 칼륨(K)을 줄일 수 있음
4. 샐러드드레싱 만들 시, 식초+마늘+식용유+후추로 맛을 내면 염분 저하
5. 국을 끓일 때, 장 대신 다싯물을 진하게 우려서 조리 시 염분 저하
6. 인(P)은 단백질 조절 시 같이 조절됨
7. 생과일 대신 통조림 이용 시 인(P) 저하

신장에 좋은 죽과 차

1. 평소 호마인과 연자육을 합해서 가루를 만들어 죽을 쑤어 장복하면 신장염 예방에 좋다.
2. 복분자, 구기자, 연자육을 각 10g씩 차로 끓여 하루 3번 정도 마시면 신장 기능 강화는 물론 각종 신질환 예방에도 효과가 좋다.
3. 가벼운 신장질환에는 연자육 12g, 구기자 4g, 차전자 · 나복자 각 8g을 차로 달여서 하루 3번 마시면 도움이 된다.

신장병 환자는
세 가지를 확실히 조절해야 한다.
1. 단백질 조절
2. 염분 조절
3. 수분 조절

잘 낫지 않기로 악명이 높은 신장질환.
현대의학으로는 치료가 힘든 질병으로 알려져 있어
끝내는 혈액 투석까지 해야 하는 상황으로 전개되며
말못할 고통을 주는 질환이다.
이러한 신장질환을 이겨내고 새희망을 찾은 사람들이 있어 소개한다.

PART 05

신장병의 고통에서 벗어난 사람들

– 신장병 한방 치료 사례(성인편) –

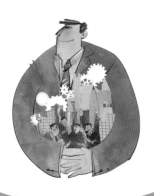

01 한방으로 신장병을 고친 사람들

앞에서도 말했듯이 신장병은 대개가 자각 증상이 없기 때문에 자신도 모르는 사이에 병세가 악화가 되고 자각 증상이 드러나거나 본인이 느낄 때쯤이면 이미 상당히 병세가 진전이 된 후인 경우가 많다.

요즈음은 학교에서도 소변검사 등을 통하여 이상 유무를 알게 되는 경우가 있는데 근래들어 어린이 신장병 환자를 자주 볼 수가 있다. 부모들은 자녀의 소변을 관찰하고 조기에 질환을 발견해야 할 것이다.

현재 현대의학에서도 신장병을 치료하는 획기적인 약이 없는 것이 현실이다. 투약한다고 해봐야 스테로이드제제나 혈압강하제 또는 경우에 따라 이뇨제와 소염제를 쓰며, 결국 시간이 감에 따라 신장은 점점 나빠지며 투석에 이어 이식수술에 의존하고 있는 실정이다.

이런 상황에서 일부 양방병원의 의사들은 무조건 한약이라고 하면 거부부터 하고 보는데 그동안 오랜 시간에 걸쳐 씨앗요법을 통하여 완치 또는 증세의 호전을 보인 사례가 많이 있으나 일부만을 소개하고자 한다.

참고로 본원에 내원한 신장병 환자의 경우 우선 기존에 다니며 치료하던 병원의 검사지(의무기록사본)를 지참하도록 한다. 기존의 병원에서 인정한 현재의 상태에서부터 치료를 시작하여 2~3개월 치료 후 다시 기존의 병원에서 검사를 받아보게 한다.

그리고 검사 결과를 토대로 계속 또는 완치를 위해 치료하게 되는 바 여기에서 소개하는 치료사례에는 병원의 검사 결과를 첨부하여 객관성을 가지도록 하였음을 밝힌다.

⊙ 신장병과 관련된 용어 정리 및 단위

표기	읽기	내용
C. R	크레아티닌	혈액 내 잔류단백질-투석을 판단하는 수치 (검사상 수치는 기관에 따라 달리 표기함) 소수점 이하 표기 또는 자연수(1~1000단위) 표기
BUN	요소질소	소변 내 질소 함유량 (검사상 수치는 기관에 따라 달리 표기함) 소수점 이하 표기 또는 자연수(1~1000단위) 표기
Uricacid	요산	소변의 산성도
Protain	단백질	소변 내 단백질로 사구체의 기능을 판단 (보통＋또는 -로 표기) 정상은 -(최고는＋＋＋＋)
요잠혈		소변 내 혈액으로 체내에서 걸러지지 못하여 발생 (보통＋또는 -로 표기) 정상은 -(최고는＋＋＋＋)
Albumin	알부민	간에서 생성된 단백질
WBC	백혈구	면역력을 키워주는 세포
RBC	적혈구	혈액 내 산소 운반 세포
T.P	토탈프로테인	혈중 총 단백량

CASE 01

만성 루푸스신장염, 말기 신부전증으로
투석을 해야 하는 절박한 상황에서 벗어난 사연

⊙ 임○○(여, 35), 전남 광양시 거주, 최초상담일 2002. 4. 25)

Result for laboratory (CP/NM)

Patient ID : 12599799 임 33.09 / F KD *(병원치료)* 2002-04-25

20020325-3181-KD/	한(후)		결과입력 20020325	상태	20020325-3182-KD/K			결과입력 20020325	상태
Total protein	6	8.3,	6.9	확정	Creatinine	0	0	116.61	확정
Albumin	3	5	4.3	확정	Urine microalbumin	8	20	306.5	확정
Protein	0	0	50 mg/dl	확정	Hgb	12	18	12.7	확정
Glucose	0	0	norm	확정	Hct	37	52	36.7	확정

Result for laboratory (CP/NM)

Patient ID : 12599799 임 33.12 / F KD *(2002. 4. 25 본원진료)* 2002-07-04

20020620-2506-KD/			결과입력 20020620-	상태	20020620-2509-KD/K			결과입력 20020620-	상태
Creatinine	0	0	92.59	확정	ESR	0	15	2	확정
Urine microalbumin	8	20	173.5	확정					
Urinary albumin excr	0	30	187.3	확정					
Protein ✓	0	29	neg	확정	Total cholesterol	130	250	222	확정
Glucose	0	49	norm	확정	Triglyceride	50	200	154	확정

Result for laboratory (CP/NM)

Patient ID : 12599799 임 34.03 / F KD 2002-10-14

20020909-3110-KD/			결과입력 20020909	상태	20020909-3109-KD/K			결과입력 20020909-	상태
WBC count	4.8	10.8	4.4	확정	Creatinine	0	0	21.55	확정
RBC count	4.2	6.1	3.79	확정	Urine microalbumin	8	20	22.3	확정

정상상태

Result for laboratory (CP/NM)

Patient ID : 12599799 임 34.03 / F KD 2002-10-14

20020909-3111-KD/			결과입력 20020909	상태	20020909-3114-KD/K			결과입력 20020909-	상태
aPTT	26.5	41	46.6	확정	S.G.	1.00	1.03	1.010	확정
PT	0	0	11.6/ 128.3/ .82	확정	pH	5	8	7.0	확정
					Protein	0	29	neg	확정
					Glucose	0	49	norm	확정
					Ketone	0	4.9	neg	확정
					Bilirubin	0	0.4	neg	확정
					RBC	0	0	neg	확정
					Nitrite	0	0.04	neg	확정
					UBG	0	0	norm	확정
					WBC	0	0	neg	확정
					WBC	0	0	5-9	확정
					RBC	0	0	0-1	확정

전체정상

이 환자의 경우 직장여성으로 오래전부터 소변검사를 하면 요단백과 요잠혈이 검출되었지만 가볍게 생각했다. 바쁜 직장생활로 인하여 방치해오다가 어느 순간부터 얼굴과 손발이 붓고 피로가 심해지기 시작하여 크게 마음먹고 가까운 병원에서 검진을 하였다.

의사의 말이 조직검사를 해봐야 한다고 하여 해본 결과 만성 루푸스신장염이라는 판정을 받았다. 이후 의사의 지시대로 3년간 열심히 치료를 받았지만 도무지 병세는 호전되지 않았고 나빠지기만 하였다.

이 여성의 경우 고등학교 졸업 후 운 좋게 금융기관에 취직이 되어 열심히 일했지만 본인의 건강이 날로 악화되어 어쩔 수 없이 2년간을 휴직할 수밖에 없었고 가족들과 의논한 끝에 큰 병원에서 치료를 받아보기로 결정하였다. 먼저 광주의 J대학병원을 찾아 정밀진찰을 해보니 역시 만성 루푸스신장염과 만성 신부전증 판정을 받았고 이미 증세는 전보다 더 악화가 되어 있었다.

그곳에서 1년 이상을 계속하여 치료를 받았지만 병세는 점점 악화되어 급기야 말기 신부전으로 발전하였고, 투석을 할 수밖에 없다는 의사의 말에 삶의 희망을 잃어버릴 정도였다.

겨우 정신을 가다듬고 가족과 의논해 보겠다며 집으로 돌아왔지만 투석을 결정하기는 쉽지 않았다. 이러지도 못하고 저러지도 못한 상태에서 약을 끊을 수도 없어 얼마간 먹던 약을 복용하고 있던 중이었다. 그러던 어느 날 예전에 알던 친구가 안부전화를 했는데 사실대로 자신의 몸 상태를 이야기 했다는 것이었다. 그런데 하늘이 도운 것일까? 그 친구 역시 신장이 안 좋아 예전에 필자에게서 치료를 받았던 경험이 있었기에 무조건 백운당한의원에 가보라고 권유를 하였던 것이다.

하지만 당시 환자는 '큰 병원에서도 고치지 못하는 신장병을 한의원에서 어떻게 고칠 수 있을까?' 하는 생각과 신장병에 한약을 먹으면 큰일 난다는 말을 너무 많이 들었기에 반신반의했다고 한다. 그러나 친구의 말이었다. 친구가 신장병을 고쳤다고 하니 그 말을 한 번 믿어보자는 일말의 희망을 가지고 필자를 찾아왔다고 털어놓았다.

2002년 4월 25일 내원하였을 당시 그동안의 병력을 자세히 듣고 병원에서 받아온 검사지를 면밀히 검토하는 한편 필자 나름대로 신중하게 검진을 해보았다. 그 결과 말기 신부전에 부기는 심하지 않았지만 혈색과 체력이 너무 안 좋은 상태에 빈혈까지 심한 편이라 자주 어지럽고 머리도 항상 무거운 상태였다.

당시 병원검사 결과 CR(크레아티닌)은 $116.61mg/dl$이고 BUN(요소질소) 수치는 없었으나 요단백은 3+(+++)로 높게 나왔다. 이런 경우라면 병원 판단 대로 투석을 할 수밖에 없는 상황이었다.

하지만 환자가 투석은 싫고 차라리 한약을 복용하고 싶다고 하여 우선 12씨앗요법으로 1개월 분을 투약하고 나자 5월 11일 전화상담에서 약을 먹고 난 후 속도 편하고 마음도 한결 가벼워졌다며 다시 약을 보내달라고 했다.

그렇게 3개월을 투약하고 나서 다시 전화상담에서 7월에 병원 검사를 받고 결과지를 가지고 상경하겠다고 하였다. 7월 9일 가져온 검사지에서는 7월 4일 검사결과 $116.61mg/dl$이던 CR(크레아티닌) 수치가 $92.59mg/dl$로 줄었으며, 요단백은 (-)음성으로 정상이라는 판정을 받았다.

환자는 이제 살 것 같다고 말하며 계속해서 약을 복용하고 검사 결과를 팩스로 보내주겠다고 하였다. 그 후 10월 14일 검사 결과 모든 항목이 정상으로 나타났으며, CR(크레아티닌) 수치가 21.55 mg/dl로 나타나 정상범주에 들게 되자 병원에서도 놀라워했다는 것이다.

투석을 해야 하는 절망적인 상태에서 10개월간의 투약으로 완치가 되었으며, 12씨앗요법 덕분에 2년간이나 휴직했던 직장에 복직되어 정상적으로 생활하며 살아가게 되었으니 환자 자신의 행복은 물론 필자도 의사로서 느끼는 보람이 컸다.

만성 I.G.A 사구체신염과 만성 신부전증으로
임신조차 할 수 없었던 몸이 임신을 할 수 있게 됐어요!

⊙ 배○○(여 27), 부천시 소사구 거주, 최초상담일 2002. 6. 6

의료법인 의료재단 **매디**

검사의뢰 및 보고서

Patient Name : 배   **Sex :** F   **Age :**   **Date :** 2002 3 5

구분	검사항목	정상치	결과		구분	검사항목	결과
	Routine C.B.C					PH	6.0
	WBC	5천~만	/mm³			Protein	(HH)
	Hb	M:14~18 / F:12~16	g/dℓ			Glucose	
	Het	M:40~54 / F:37~47	vol%			Urobilinogen	1
	RBC	450만~600만	/mm³			Occult Blood	(HH)

치료전

Patient Name : 배   **Sex :** F   **Age :**   **Date :** 2002. 6. 6

구분	검사항목	정상치	결과		구분	검사항목	결과
	Routine C.B.C					PH	6.0
	WBC	5천~만	/mm³			Protein	(HH)
	Hb	M:14~18 / F:12~16	g/dℓ			Glucose	
	Het	M:40~54 / F:37~47	vol%			Urobilinogen	1
	RBC	450만~600만	/mm³			Occult Blood	(HH)

치료전

Patient Name : 배   **Sex :** F **(2002. 6. 6 비교)**   **Date :** 2002. 7. 24

구분	검사항목	정상치	결과		구분	검사항목	결과
	Routine C.B.C					PH	6.0
	WBC	5천~만	/mm³			Protein	(-)
	Hb	M:14~18 / F:12~16	g/dℓ			Glucose	
	Het	M:40~54 / F:37~47	vol%			Urobilinogen	
	RBC	450만~600만	/mm³			Occult Blood	(H)

Patient Name : 배   **Sex :** F   **Age :** 61   **Date :** 2002. 9. 26

구분	검사항목	정상치	격과		구분	검사항목	결과
	Routine C.B.C					PH	8.8
수면	WBC	5천~만	/ml			Protein	(H)
	Hb		g/dℓ			Glucose	(H)
	Het	M:40~54 / F:37~47	vol%			Urobilinogen	1/1
	RBC		/mm³			Occult Blood	(H)

피부로 약을 20일 이상 복용후

수진자명	배	주민등록번호	760719-2		나이 27 성별 여	접수번호	210307090633
검체종류	Serum	Random Urin	채취일자	검사의뢰일 20030709	보고일자 20030710	기타	

보험코드	검사명	결과	참고치
	Protein	(-)	NEGATIVE
	Blood	(1+)	NEGATIVE

지부코드 01	의료보험번호			과명	병동	의사 강
검체종류	Serum	Random Urin	채취일자	검사의뢰일 20031016	보고일자 20031016	기타

	Protein	(-)	NEGATIVE
	Blood	(1/4)	NEGATIVE

정상 정상

검체종류	Serum	Random Urin	채취일자	검사의뢰일 20031118	보고일자 20031118	기타

	Protein	(-)	NEGATIVE
	Blood	(-)	NEGATIVE

정상 정상

수진자명	배	주민등록번호	760719-2		나이 27 성별 여	접수번호	210307090633
검체종류	Serum	Random Urin	채취일자	검사의뢰일 20031218	보고일자 20031218	기타	

	Protein	(-)	NEGATIVE
	Blood	(-)	NEGATIVE

정상

젊은 나이에 결혼을 하였지만 임신을 할 수 없어 아이 갖기를 미루어 오고 있었다. 여성의 경우 신장이 조금만 나빠도 임신 중에 임신신이란 증상이 있기 때문에 위험한데 더욱이 만성 신부전증까지 있으니 그럴 수밖에 없었다. 더욱 아이러니한 것은 이런 사실을 본인이 너무 잘 알고 있다는 것이었다. 그녀의 직업이 서울의 모 대학병원 간호사였으며, 특히 신장 전문 내과에 근무하며 신장 전문의인 과장 겸 교수님을 모시고 있었으니 한편으로 어처구니없는 노릇이기도 했다.

하지만 서로 잘 알면서도 마음대로 되지 않는 질병이 바로 신장질환이다. 함께 근무하는 과장님의 말로도 한 번 나빠진 신장은 고칠 수도 없고 고쳐지지도 않으니 혹시 장기 기증자가 있으면 이식을 하든지 아니면 투석을 하면서 평생을 살아갈 수밖에 없다고 하는 말에는 안타까움보다는 절망적이라는 편이 더 어울렸을 것이다. 거기다가 임신을 해서도 안 된다고 전문의사가 말했다는 것이었다.

병원에서 정밀하게 진단한 결과 그녀의 증세는 I.G.A 만성 사구체신염에다가 이미 만성 신부전까지 진행된 상태였다. 하지만 그보다 한쪽 신장에 사구체가 20개 있는데 그중 5개는 이미 기능이 상실되었고 그중에서도 3개는 완전히 망가져버렸다는 것이었다.

검사지에 나타난 요단백 수치는 4+(++++)였고, 요잠혈 수치는 3+(+++)로 모두 최고 수치에 이르렀다.

이미 양방의학에서 치료는 손을 못 쓸 지경이었기에 수소문 끝에 한방으로 신장을 고친다는 이야기는 들었지만 본인의 입장도 있었고, 또 과연 현대의학에서 못 고치는 신장병을 한의학으로 고친다는 데는 의문이 없지도 않았다. 그러나 다른 선택의 여지가 없었고 지푸라기라도 잡고 싶은 심정으로 한방치료를 해보려고 했다. 하지만 당시 자신이 모시고 있던 전문의마저 강력하게 한방치료 방법을 반대하던 입장이었기에 그녀는 모든 것을 비밀리에 부치고 내원을 했다는 것이었다.

2002년 6월 초진에서 요단백과 요잠혈은 병원 검사 수치와 동일했다. 신경은 예민하고 피로가 누적되어 안색이 창백하였다. 소화기능이 좋지 못하고 전신에 부종이 있어 진찰 끝에 12씨앗요법으로 1개월을 처방하고 7월 6일에 병원 검사 결과를 가지고 오도록 했다. 이때 본원에서 검사한 결과 역시 동일하게 나왔다. 요단백은 (-)정상이었고 요잠혈은 2+(++)로 1/3이 줄어든 상태였다. 다시 한 달 후인 8월 8일에도 전과 비슷한 상태를 유지하였다.

그 후 9월 24일 내원하였을 때 병원검사에서 요단백은 2+(++), 요잠혈 역시 2+(++)가 되었다. 오히려 필사가 크게 염려를 하였는데 정작 환자 본인은 너무나 태연하게 한약을 먹은 결과 상태의 변화가 나타났으며, 피부 트러블로 인해 독한 피부약을 20일 정도 복용한 탓에 그렇게 나온 거라고 설명까지 했다. 그러면서 약을 열심히 복용하고 있으며, 매달 병원에서 검사를 받고 있는데 이미 요단백은 (-)음성 수치로 정상이 되었으며, 요잠혈 역시 차츰차츰 줄어드는 것을 보면서 희망을 가지고 있다는 것이었다.

2003년 7월 10일에는 모든 것이 정상이었지만 아직도 요잠혈이 1+(+)로 좀처럼 잡히지가 않았다. 그러던 것이 3개월 후인 10월 16일에 드디어 (±)정상범주로 나타났으며 11월 18일 검사에서는 모두 (-)음성으로 정상 수치를 보였다. 이후 몇 개월간 정상이

유지되었으며 치료 14개월 만에 완치가 되었고 치료를 종결하기로 하였다. 하지만 환자 본인이 5개월 정도는 예방차원에서 더 복용하겠다고 하여 추가처방을 해주었다.

재미있는 일은 14개월 치료 후 필자가 이제는 임신을 하고 출산을 해도 무방하다고 권했다. 그런데 얼마 후 병원 직원들을 대상으로 하는 건강검진을 할 기회가 있었다고 했다. 이 검진결과를 보고 자신이 모시던 과장이 너무나 신기해했다고 한다. 모든 검사결과를 보고는 어떻게 이런 일이 일어날 수 있었는지 놀라워하면서 이제는 임신을 시도해 봐도 좋다는 말을 했다면서 웃으면서 전화를 해왔다. 물론 아직도 한약을 복용했다는 사실은 비밀로 하고 있다고 했다.

말기 신부전증으로 응급투석을 해야 될 상황에서 기사회생한 사연

⊙ 이○○(여, 71세), 부산시 수영구 거주, 최초상담일 2003. 3. 31

2003. 3. 31

성명: 이   (M Ⓕ)시 말기신부전증 부산시 수영구

검사종류	C.R	BUN	uricacid	portain	albumin	WBC	RBC	T.P	비고란
참고치 날짜	0.6-1.4	10-26	3.0-7.0	음성	3.3-5.2	4.0-10.0	4.0-5.4	6.0-8.2	

(본원검료전 병원치료아침)(산본5북교병원) 서문에 있는S

접수일시	항목명		검사결과	상태	참고치
2002-08-21 08:27	Serum			최종	
일반화학	BUN	57		▲	
	CRN	4.7		▲	
2002-08-30 09:06	Serum			최종	
	BUN	44		▲	
	Creatinine	5.1		▲	
2002-09-27 08:41	Serum			최종	
	BUN	43		▲	
	Creatinine	5.9		▲	
2002-10-25 10:08	Serum			최종	
	BUN	45		▲	
	Creatinine	6.0		▲	
2002-12-31 08:48	Serum			최종	
	BUN	46		▲	
	Creatinine	6.0		▲	
2003-03-27 09:10	Serum			최종	
	BUN	49		▲	
	Creatinine	7.0		▲	

〈2003년4월1일 본원진료개시〉

03.4.1	C.R 7.0 BUN 49	병원검진검사결과	부산대○○병원	
4.7일	C.R 5.6 BUN 39	"	"	
4.10일	C.R 3.8 " 45	"	"	
04.1.20	4.2일 " 31	"	"	정상
05.1.15	4.1일 " 24	"	"	
06.6.7	역마한병원검사결과	검사4무진장정상으로났음	진찰종료	

※ 말기부전 부산 B 병원에게 치료해가 상어마니께져
서울대○○병원으로 출가려보도중 C.R이 7.0으로
투석진류를 거절하고 부산대학병원에서전수
결과 정상 완쾌 어있는B

백운당한의원

70대의 여성이 얼굴 가득 노기를 띠고 진찰실에 들어섰다. 신장병이 발병하여 몇 년간 부산의 B종합병원에서 치료를 하였지만 전혀 진전이 없자 큰마음을 먹고 서울에 있는 S대학교병원으로 옮겨서 또다시 2년 이상 치료를 하였다는 것이었다.

그런데 치료를 해도 점점 더 신장의 기능은 상실되어갈 뿐 재생의 기미는 보이지 않으면서 악화되었고, 급기야 병원 측에서 응급투석을 하지 않으면 위험하다고 했다는 거였다.

응급투석이란 위험성이 판단될 때 임시적으로 목 부위에서 하고 2~3개월이 지나면 팔로 옮기는 것이다.

이 여성 환자는 그 자리에서 노발대발했다고 한다. 심지어는 의사들한테 심한 말로 "내가 투석을 하려고 부산에서 서울까지 그 오랜 시간 동안 다녔겠느냐?"며 따지고 들었다고 한다. 그리고 "투석을 하면서 살면 산송장이지 그게 어디 사람이냐?"며 큰 소리를 쳤다는 것이었다.

그리고 "나이도 먹을 만큼 먹어 지금 죽어도 여한은 없지만 병원에서만큼은 죽고 싶지 않다."고 한바탕하고 나서 백운당이 신장을 잘 고친다는 이야기를 들은 것이 기억나 그 길로 두 아들을 앞세우고 찾아왔다는 것이었다.

하지만 환자의 말과는 달리 두 아들은 계속 병원에 가셔야 한다고 설득을 하고 있었다. 그런 상황에서 진료가 시작됐다.

환자는 큰 키에 약간 여윈 체격으로 빈혈증이 있었고, 원기는 매우 약해 보였다. 진찰을 하고 나서 소변검사를 해야 하는데 소변조차 볼 수 없어서 검사를 포기할 수밖에 없었다. 그리고 솔직히 말씀드렸다. 현재의 건강상태로는 치료에 어려움이 있기 때문에 투석을 하면서 마음 놓고 지내는 것이 좋을 것 같다고 은근히 권해보았다.

그러자 여기서도 그런 소리를 하느냐고 또 한 번 성질을 내는 바람에 일단 치료를 시작하기로 했다.

이 환자의 경우 당시 병원 검사상으로 건강상태는 매우 심각했다. CR(크레아티닌) 수치가 $7.0mg/dl$이고 BUN(요소질소) 수치는 $49mg/dl$였다. 병원에서 판단한 이 환자의 신장 기능은 100%로 볼 때 7% 정도밖에 남지 않았고 93%가 상실된 상태로 결론을 내리고 있었다.

설상가상 고령에다가 여성의 몸으로 지나치게 허약해진 상태였고, 따라서 그 시점에서 치료의 가능성은 매우 희박했다.

하지만 일단 치료에 들어갔고, 여러 가지를 고려하여 체질에 맞게 12씨앗요법으로 1개월 정도를 처방하였다. 내심 염려가 되었지만 달리 도리가 없었고, 그분의 고집도 만만치 않았다.

그런데 의외로 1개월의 약을 무난히 복용하고 다시 주문을 하면서 약이 먹기 좋고 속도 편해졌다고 했다. 다시 1개월 분을 처방하고 오기가 힘들어 약을 택배로 받겠다고 하며, 복용 후 병원 검사를 받아 결과를 통보하겠다고 하였다. 그렇게 만 3개월간 약을 복용한 후 부산의 B대학병원에서 검사를 받아본 결과 너무 좋아졌다는 것이었다. CR(크레아티닌)이 $7.0mg/dl$에서 $5.6mg/dl$으로 나타났고 다시 3개월 후에는 점차 떨어져 $3.8mg/dl$이 되고, 다시 3개월 후에는 $2.8mg/dl$까지 떨어졌다.

병원 측에서도 희한한 일이라고 했다는 말을 전했다. 다시 3개월 복약한 후에는 CR(크레아티닌)이 $1.5mg/dl$까지 떨어졌으며 거의 회복단계에 들어서게 되었고 투약도 중단하게 되었다. 물론 약 복용 중 부작용이 없었으며, 이후 전화로 통화하면서도 정성을 기울이며 건강을 유지하고 있다는 근황을 전해오곤 했다.

CASE 04

만성 I.G.A 사구체신염이
13개월 투약으로 완치된 사연

⊙ 박○○ (남, 30세), 대구시 남구 거주, 최초상담일 2003. 3. 24

진단검사의학과

등록번호 : 16881250   이 름: 박   나이/성별: 29 / 남
의뢰과 : IMN   의뢰의사 : 도   처방일 : 2003/06/07

응급검사 1(VB2)	접수일시 : 2002/10/15 08:47 보고일시 2002/10/15 09:27 보고자:김현준
Color Straw	Blood (+++)
Ketone (-)	Protein (++)

응급검사 1(VB2)	접수일시 : 2002/12/08 09:26 보고일시 2002/12/08 10:07 보고자:김현준
Color Yellow	Blood (+++)
Ketone (-)	Protein (++)

응급검사 1(VB2)	접수일시 : 2003/02/18 09:21 보고일시 2003/02/18 10:26 보고자:김현준
Color Straw	Blood (+++)
Ketone (-)	Protein (++)

응급검사 1(VB2)	접수일시 : 2003/04/05 09:43 보고일시 2003/04/05 10:45 보고자:남세진
Color Straw	Blood (+++)
Ketone (-)	Protein (++)

이상 병원치료

응급검사 1(VB2)	접수일시 : 2003/07/05 08:47 보고일시 2003/07/05 09:27 보고자:김현준
Color Straw	Blood (+++)
Ketone (-)	Protein (-)

여기 본원치료

응급검사 1(VB2)	접수일시 : 2003/08/02 09:26 보고일시 2003/08/02 10:07 보고자:김현준
Color Yellow	Blood (+++)
Ketone (-)	Protein (-)

응급검사 1(VB2)	접수일시 : 2003/09/29 09:21 보고일시 2003/09/29 10:26 보고자:김현준
Color Straw	Blood (+++)
Ketone (-)	Protein (-)

응급검사 1(VB2)	접수일시 : 2003/11/01 09:51 보고일시 2003/11/01 10:33 보고자:오종환
Color Straw	Blood (+++)
Ketone (-)	Protein (-)

응급검사 1(VB2)	접수일시 : 2003/12/06 09:07 보고일시 2003/12/06 10:00 보고자:오종환
Color Straw	Blood (+++)
Ketone (-)	Protein (+/-)

응급검사 1(VB2)	접수일시 : 2004/05/29 09:43 보고일시 2004/05/29 10:45 보고자:남세진
Color Straw	Blood (+/-)
Ketone (-)	Protein (-)

정상

응급검사 1(VB2)	접수일시 2004/ 04/ 24 09:07 보고일시 2004/ 04/ 24 10:00 보고자:오종환
Color Straw	Blood (+/-)
Bilirubin (-)	UBG
Ketone (-)	Protein (-)

정상

응급검사 1(VB2)	접수일시 2004/ 05/ 07 09:26 보고일시 2004/ 05/ 07 10:07 보고자:김현준
Color Yellow	Blood (-)
Bilirubin (-)	UBG
Ketone (-)	Protein (-)

정상

응급검사 1(VB2)	접수일시 2004/ 06/ 03 08:47 보고일시 2004/ 06/ 03 9:27 보고자:김현준
Color Straw	Blood (-)
Bilirubin (-)	UBG
Ketone (-)	Protein (-)

완치

응급검사 1(VB2)	접수일시 2004/ 07/ 08 09:21 보고일시 2004/ 07/ 08 10:26 보고자:김현준
Color Straw	Blood (-)
Bilirubin (-)	UBG
Ketone (-)	Protein (-)

완치

이 환자가 처음 필자를 찾아왔을 때 외형적으로는 그야말로 건강하고 모범적인 체격이었다. 신경은 다소 예민한 편이었고, 두뇌가 매우 명석해 보이는 건강한 체격의 청년이었다. 다만, 평소 편도선염과 인후염을 자주 앓아왔고, 그것이 결국 세균감염을 일으켜 신장질환을 유발시킨 경우였다.

2002년 초, 대구의 Y대학교 부속병원에서 종합진찰과 조직검사까지 해본 결과 만성 I.G.A 사구체신염으로 판명되었으며, 당시 요단백이 2+(++)이고 요잠혈은 최고수치인 3+(+++)로 검출되었던 것이다.

이때부터 이 병원 저 병원을 다니며 치료를 했다고 한다. 그러나 좀체 호전되지 않았다. 그러자 가족들의 상심도 매우 컸다. 뒤에 안 일이었지만 이 환자는 3대 독자였다. 병원 치료를 해도 도무지 수치 변화가 없자 수소문 끝에 필자를 찾아온 경우였다. 그때가 2003년 3월24일이었다.

첫 진료가 시작되었다. 치료 시작 전에 병원 검사지와 진단서를 모두 가져오라고 하여 검토부터 했다. 그런 다음 본원에서도 진찰과 소변검사를 실시했다. 검사 결과 병원 검사 기록대로 요단백이 2+(++)이고 요잠혈 역시 3+(+++)로 같은 결과가 나왔다. 혈압은 정상이었지만 경미한 부종이 관찰되었다.

이 모든 상황을 감안하여 치료 방법을 제시했다. 이럴 경우는 일반적으로 처방해온 12씨앗요법과 침향을 병행해서 치료를 하면 좀 더 효과가 좋다. 하지만 침향이 워낙 귀한 약재이다보니 경제적 부담이 크다.

이런 사정을 말씀드렸더니 보호자인 아버지는 비용보다는 병이 치료되는 것이 우선이라며 하루속히 치료가 되도록 해달라는 부탁을 했다.

그렇게 해서 이 환자에게 12씨앗요법과 침향을 병행 투약했다. 그리고 4개월 후인 7월 5일 병원검사에서 요단백은 (-)음성으로 판정(정상)이 나왔다. 하지만 요잠혈은 여전히 3+(+++)로 나왔다. 그 후 8월 28일 병원검사에서는 역시 요단백은 정상치가 나왔고 요잠혈이 1+(+) 정도로 호전이 되어 환자의 부친이 매우 좋아했다.

그런데 그해 12월 4일 다시 병원검사에서 이상하게도 요단백은 2+(++)로, 그리고 요잠혈은 처음과 같은 3+(+++)로 전과 같은 상태가 되어버렸다. 의아해서 원인을 알아보니 유행성 독감을 앓았다고 했다. 아버님의 실망이 컸지만 일단 호전의 기미가 있으니 희망을 가지고 침향의 양을 좀 더 늘려서 투약하기로 해보자는 의견을 받아들여 꾸준히 치료를 하였다.

그 후 2004년 4월 24일 병원검사에서 모든 항목이 정상으로 나타났다. 그러면서 환자의 보호자로부터 감사하다는 편지와 함께 10개월 정도의 투약으로 정상이 되었으니 마무리를 제대로 하기 위해 3개월 정도를 추가로 투약한 후 완치가 되었다.

이 경우 환자의 아버지가 아들의 병 증세를 제대로 관찰하고, 또 중간에 나빠지기도 했지만 단념하지 않고 꾸준히 치료받기를 원한 결과가 아닌가 생각하며, 오히려 존경의 마음을 전해드리고 싶었던 경우이다.

CASE 05

만성 신장염 및 만성 사구체신장염을
9개월 투약으로 완치시킨 사례

⊙ 조○○(남, 47세), 부산시 연제구 거주, 최초상담일 2002. 8. 29

소 견 서

병록번호 //5876(4

연 번 호 _____ 주민등록번호 5-70228-

환자주소	부산광역시 연제구	조
환자성명	조	성별 여 생년월일 1957. 2. 18 연령 만 세

병 명 : 2002. 3. 27 ~ 8. 29
단백뇨 1일 8.9g으로 내원
ACE 억제제 (Captopril) Cornilian 투여로
치료전 단백뇨 2+ 보장혈 2+ 상태에서
2002년 8월 21일

지
면허번호 신장내과 의사성명

00-68 의료원

기타검사 "조 "님의 2002년 8월 30일 건강진단결과		성별:남 연령:45	대전 둔산 내과
검사명칭	참조치	관련시병	검사결과
뇨단백	- 음성	치료전	++
뇨잠혈	- 음성		++

	검사일자: 2002. 12. 28 검사번호: 170 성명: 조			Page: 1/1			
검 사 항 목	참 고 범 위	전회결과	금회결과	판 정			
				낮은수치	정상수치	높은수치	
뇨단백 뇨당백	- 음성	본원치료	—		정상		
뇨잠혈 뇨장혈	- 음성	이후결상	—		정상		
검사일: 2003. 4. 28							
뇨단백 뇨당백	- 음성		—		음성		
뇨잠혈 뇨장혈	- 음성		—		음성		
검사일자: 2003. 8. 2							
뇨단백	- 음성		—		- 음성		
뇨잠혈	- 음성		—		- 음성		
검사결과: 11. 30							
뇨단백 뇨당백	- 음성		—		정상		
뇨잠혈 뇨장혈	- 음성		—		정상		

이 환자는 평소 생활하면서 피로감을 자주 느꼈다고 했다. 특히 오후가 되면 뒷머리가 무겁고 개운하지가 않아 병원을 찾았는데, 약간의 고혈압이 있으니 스트레스를 받지 말라는 조언을 들으면서 본인 스스로도 '공무원으로 바쁜 업무 때문에 스트레스를 많이 받아 그런가 보다.'며 별 대수롭지 않게 생각하고 의사의 처방을 받아 혈압 약을 복용하기 시작했다고 한다.

하지만 수개월이 지나도 피로는 점점 더 심해지기만 하고 어딘가 몸 상태가 심히 좋지 않다는 느낌을 받게 되어 건강검진을 받게 되었다.

그 결과 고혈압에 만성 신장염에 만성 사구체신장염까지 겹쳤다는 진단을 받고 바로 신장 전문의 치료를 받기 시작했다.

하지만 몇 달 동안 치료를 받아봐도 증세가 호전되지 않자 마음이 불안해지기 시작했다. 급기야 서울의 K대학의료원, 대전의 D내과, 그리고 부산까지 유명하다는 곳을 소개받아 전문의에게 치료를 받아왔다는 것이었다.

그렇게 여기저기서 치료를 열심히 받고 식이요법도 의사의 지시대로 철저히 해왔지만 증상이나 검사상의 수치에서 변화는 없고 마음만 점점 불안해지고 있을 때 모TV 방송을 통해 본원을 알게 되어 내원을 했다고 했다.

그동안 치료받고 검사받은 이곳저곳의 검사 기록지를 지참하였기에 그의 병력을 검토하는 데는 도움이 되었다. 당시 요단백이 2+(++)이고 요잠혈 역시 2+(++)로 모두 동일한 결과가 나와 있었다. 2002년 8월 29일 초진 시 신경이 매우 예민한 상태였으며, 거기다가 간 기능 상태마저 약했으며, 소화 기능까지 불편한 것으로 나타났다. 또한 장이 냉하고 약해서 배변 상태도 부실했고 빈혈증까지 동반하고 있었으며 약간의 부종이 있었다.

원래 간과 위에 자극이 없고 오히려 간과 위장에 자극 없이 도움을 주는 12씨앗요법을 과감하게 1개월 분을 처방하고 충실하게 복용할 것을 당부했다.

그 후 9월 28일 바쁜 업무 때문에 전화로 문진을 하고 약을 처방하였는데 이때까지는 병원 검사상 별다른 변화가 나타나지 않고 전과 같은 것으로 나타났다. 다만 더 이상 나빠지지 않았다는데 만족해야 했다. 다시 한 달을 복용하고 10월 29일에 재차 약을 주문하면서 병원 검사지를 보내왔는데, 요단백과 요잠혈 수치가 모두 (-)음성, 정상으로 나타났으며 본인도 기분이 매우 좋다는 것이었다. 계속해서 전화상으로 약을 주문하여 복용한 후 2003년 3월 3일 직접 본원에 내원하여 병원 검사지와 본원의 검사 상태를 비교해 본 결과 모두가 정상이었다.

5월 15일 주문 시에도 병원에서 정상 결과가 나왔다고 알려주어 9개월 복약으로 완치, 치료를 종결하였다. 하지만 본인은 그후 7월 2일과 11월 16일에 따로 병원에서 검사를 받아보고 모두가 정상으로 나오자 육체적, 정신적으로 완전히 신장병의 고통에서 벗어났다며 좋아했다.

참고로 이 환자의 경우 평소 반신욕을 즐겨 해왔는데 약을 복용하는 동안에도 꾸준하고도 열심히 반신욕을 했다고 했다. 그게 신장병을 치료하는 데 도움이 되지 않았을까 생각한다. 병을 고치고 나면 자신의 병을 알리기 싫어하는 것이 일반적인 심리인데 이 분의 경우 신장병 환자들과 흔쾌히 정보를 공유하면서 그들의 치유를 돕고 있어 정말 존경과 고마운 마음이 함께 하는 분이다.

CASE 06

사구체신염과 신부전증에서
벗어난 사연

⊙ 김○○(남, 52세), 울산시 남구 거주, 최초상담일 2003. 4. 5

최초진료시 기록분
03. 4.5 ㅂ검
C.R 2.8
BUN 32.

03. 7/22 김   1752
(건세) 울산
후3개월반복체종검사
C.R, 1.9, BUN, 2.2 po~

일 반 화 학 검 사 (I)

S0

등록번호	8/5
환자명	긴
생년월일	560315~

진   방문
일자   2003 72

본원 진료 첫병원검사기록
C.R 2.8 BUN 32. protein + RBC ++
《2003년 4월 5일 본원진료》

방문
일자 2003. 2.5

☐ Uric acid (2.0-7.0mg/dl)
☐ HDL. cholesterol (35-50mg/dl)
☐ β-lipoprotein

(BUN) GU91 Urea nitrogen(8-20mg/dl)
GU92 Creatinine(0.6-1.4mg/dl)   1.9

검사종류	C.R	BUN	uricacid	portain	albumin	WBC	RBC	T.P	비고란
참고치	0.6-1.4	10-26	3.0-7.0	음성	3.3-5.2	4.0-10.0	4.0-5.4	6.0-8.2	
03. 4.5	최초본원진료시			++			+++		
4.7.7	1.9	22		—			++		병원검사 병검검사 정화통보
04.9.~	1.7	17					—		혈검검사
05.6.3	1.7		기타검사상 이나함						"
" 11.9	1.7		기타 정상						"
06.2.5	1.6		기타 검상						"
" 8.19	1.6		기타 검상						"
17.2.8	1.7		기타 검상						"
09.9.2	1.5	19.8	기타 정상						"
10.7.16	1.6	17.0	기타 정상						"

PCB   18.1H %
대한가족의... ... 검... 지수
일 반 혈 액

이미 10여 년 전부터 소변에서 요단백과 요잠혈이 발견되었으나 대수롭지 않게 생각하고 특별히 치료도 받지 않고 있다 보니 증세가 점점 악화되어 결국 부산의 B병원에서 2년간 치료를 하였다고 했다.

그러나 진전은 없고 사구체신염에 만성 신부전까지 진행되었을 때 방송에서 필자를 보고 찾아왔다고 하였다. 이미 CR(크레아티닌)은 $2.8mg/dl$, BUN(요소질소) 역시 $32mg/dl$ 정도였다. 요단백은 2+(++), 요잠혈은 3+(+++)로 많이 검출되었다. 부종은 거의 없는 상태였으나 신경이 예민하고 약간의 소화장애가 있었다.

병원에서 의사가 하는 말이 한 번 나빠진 신장은 좋아질 수도 없고 고칠 수도 없어서 점점 나빠질 수밖에 없고, 어느 정도 진행이 되면 투석을 할 수밖에 없기 때문에 마음의 준비를 하라고 하여 항상 마음에 불안과 부담을 가지고 있는데 제발 투석만은 하지 않도록 해달라고 너무도 간곡히 말했다.

물론 어떤 질병을 깨끗하게 치료하는 것이 쉬운 일은 아니다. 하지만 이보다 더 심각한 환자도 완치가 된 사례가 있었기에 12 씨앗요법과 침향을 병행하여 처방하기로 하였다. 환자 본인에게는 경제적으로 부담이 되지 않겠느냐고 하였더니 지금 상황에 그것을 따지겠느냐며 우선 치료가 먼저라고 했다.

1차 처방 이후 4월 30일 2차, 6월 3일 3차까지 동일하게 처방하고 상태를 물어보았다. 병원에서 다음 달에 검사를 하기로 했는데 자신이 느끼기에 몸 상태가 너무 좋아졌다며 다시 1개월 분을 부탁하는 것이었다.

물론 절실하기도 했겠지만 변화가 없었다면 오지도 않고 전화상의 문진만으로 계속 약을 주문했겠는가? 그리고 믿음이 있었기에 가능하지 않았을까? 7월 11일 다시 약을 보내고 나자 7월 22일 병원에서 검사를 받은 결과지를 보내왔다. 이때 CR(크레아티닌)은 1.9mg/dl로 줄었으며 BUN(요소질소)도 22mg/dl로 아주 좋은 상태의 결과가 나왔다. 물론 병원 측의 의사도 어떻게 이런 결과가 나왔느냐며 매우 좋아했다는 말까지 전했다.

그 후 8월 19일, 9월 23일, 10월 28일까지 같은 처방으로 복약을 하고 11월 9일 실시한 병원 검사에서 CR(크레아티닌)수치는 1.7mg/dl로 나왔다. 나머지 BUN(요소질소)이나 요단백, 요잠혈 모두 정상 판정이 나왔다. 그 후 12월 16일부터는 침향은 빼고 12씨앗요법만으로 복용을 계속하였다. 이후 병원 검사에서도 CR(크레아티닌)은 1.5mg/dl, 그 외는 모두 정상 결과가 나와서 마무리를 하려 했다. 건강보험 실시 전에는 CR(크레아티닌)수치가 1.5mg/dl까지 정상이었으나 지금은 수치 측정 병원마다 1.2mg/dl에서부터 1.5mg/dl까지 서로 다르게 적용을 하고 있는 실정이다.

이제 치료를 마쳐도 되겠다는 필자의 말에 오히려 환자는 현대 의학에서 고칠 수 없는 신장질환의 치료는 물론 투석을 준비하라는 의사의 소견까지 들었던 사람이 지금 정상이 되었다면 이것은 기적이라며 기뻐했다. 특히 12씨앗요법은 또 다른 부작용이 없으니 건강 예방 차원에서 평생을 복용해도 좋겠다고 말하며 현재까지도 매월 12씨앗요법을 처방받아 복용 중에 있다.

CASE 07

만성 신장염에 간수치까지 높았던
두 가지 증상이 모두 개선된 사연

⊙ 김○○(남, 49세), 인천시 서구 거주, 최초상담일 2002. 3. 7

성명: 김	(M F) 49. 만성신장염						2002. 3. 7	
검사종류	C.R	BUN	uricacid	portain	albumin	WBC	RBC	T.P	비고란
참고치 날짜	0.6-1.4	10-26	3.0-7.0	음성	3.3-5.2	4.0-10.0	4.0-5.4	6.0-8.2	

선예 S대학교 병원에서 C.T촬영와 정밀검사결과
C.R 1.6 BUN 40 정도까지 했으나 특이하게 요당백도
뇨잠혈로 검색이 없으나 다만 24시간 소변검사에
서 요단백검출이 150이하 정상으로 보이고 있는데 1197까지
나왔다 원천에서 유발치경근하여 양측 뒤편로 빼려고 간수
독증이와 간검진검사 에서 간비대에 치방간이다 간수
치가 높아 간치료까지 받아 왔다

치료전 : 《코리아 허빈 1.6 (C.R) 교소칼슘 40 (BUN) 》

《 2002년 3월 7일 본원진료 개시 》

2002		
7.20	병원검사, 간수치가 떨어졌음 24시간소변검사는 하지않음	구두통보
12.18	병원검사, 24시간소변검사, 간검사 등이 모두정상	구두통보

X. 병원검사에서 정상수치가 된다음 에도 예비적으로
치료한다며 1년이상 도계속 복용하고 증경된 사례
임

치료후 : 《코리아 허빈 1.2 (C.R) 교소칼슘 15 (BUN) 》

검체검사 결과보고서 [1]

환자번호 .31674722   환자성명 :김   진료과 :IMN   병 동:
출력일시 :2003 년 01 월 11 일 11시 53분 15초

접수일시	항 목 명	검 사 결 과	상태	참 고 치	
2002-12-16 16:00	24h UR	Time : 24, Vol: 163		[최종보고]	
일반화학(2)	Protein	49 (—)		1 ~ 114	mg/d
	BLD			~ ~	
	Creatinine	1.2	정상	0.7 ~ 1.4	mg/dL
	BUN	15		10 ~ 26	mg/dL
	Uric acid	5.6		3.0 ~ 7.0	mg/dL

백운당한의원

이 환자는 아주 특별한 경우의 신장질환자로 서울에 있는 S대학교병원에서 일반검사와 CT촬영까지 해 보았으나 신장의 크기도 정상이었고 요단백도 (-)음성으로 정상이었으며, 요잠혈도 (-)음성인 정상으로 나왔다.

그러나 24시간 소변검사 결과는 충격적이었다. 요단백 검출은 150mg/dl까지 정상의 범위로 볼 수 있는데 그 수치가 무려 1197mg/dl로 나왔으며, 얼굴색도 심하게 검은 편이었고, 때로는 뒷면 허리 양측에 뻐근하게 동통이 자주 온다고 했다.

결국 정밀검사를 해본 결과 한때는 CR(크레아티닌)이 1.6mg/dl, BUN(요소질소)가 40mg/dl정도였다는 것이다. 그런데 간에 이상이 나타나 다시 검사를 해본 결과 간이 비대해진 데다 지방간이 있으며 한때 간수치가 높아 병원치료를 받기도 했다고 했다. 신장과 간 치료를 함께 하면서 상당기간 동안 치료를 해 왔지만 크게 변화가 없어 신경은 예민해져 있고 불안감과 초조함까지 있어 성격이 날카로워졌다고 했다.

필자의 경우 신장질환은 오랫동안 치료를 해 왔기에 그런대로 자신감이 있었으나 간질환이 함께 있어 다소 염려가 되기도 했다. 하지만 나름대로 희망을 가질 수 있었던 것은 몇해 전 간경화에 복수가 심하고 양성종양까지 생겨 미국 스탠포드대학병원에 간 이식 수술 일자까지 받았던 환자를 치료한 경험이 있었다. 지인의 소개로 편지와 병원 검사 기록지까지 세밀하게 보내와서 전화로 문진을 한 후 12씨앗요법 2개월 분을 미국으로 보냈는데, 효과가 있어 계속해서 3개월 분씩 보내서 투약한 후 효과가 좋았던 경험이 있었다. 결국 치료가 되어 미국의 병원에서도 깜짝 놀라며 이식을 취소했던 경우가 있었기에 자신을 가지고 치료를 시작했다.

다른 사람과 달리 15일 분씩 처방을 하기로 하고 2002년 3월 7일부터 치료를 시작했다. 3개월 단위로 병원검사를 하자고 약속했고, 3개월 후 병원검사에서 24시간 소변검사는 하지 않고 간 검사만 했는데 그 높던 간수치가 다소 내린 것으로 나타났다.

그러자 하루도 빠짐없이 열심히 약을 복용했고 식이요법도 잘해서 12월 16일의 검사에서는 완치가 되었다는 전화 통보가 왔다.

하지만 그 상태에서 그치지 않고 꾸준히 당분간 약을 계속하여 복용하겠다고 하며 지속적으로 본원에 내원하여 1년 8개월간 하루도 빠짐없이 열심히 복용했다. 그리고 다시 S대학병원에 가서 신장과 간 검사를 종합적으로 해본 결과 이상이 없다는 판정을 받고 치료를 종결하게 되었다.

CASE 08

만성 신증후군과 신부전증으로
투석 직전까지 갔던 사연

⊙ 박○○(남, 49세), 경북 칠곡군 거주, 최초상담일 2007. 10. 24

검사결과보고서

			613~	

의뢰기관명	성주 병원		지정번호		Chart No.	1691
수진자명	박	주민등록번호	나이/성별		담당의사	
보험자기호		의료보험번호	과명		병동	
검체종류	Serum	EDTA W/B 신장	체중		임신주수	주 일

2002.2.20	protein 4+	18)	PTU 100 mg potid 2
02년 11. 7	U/A SG/PH	.025/55	progea (3+)
2003. 3. 13	cr	3.30	GR
2003. 10. 4	U/A: protein (HH)	② Arrow 1정 PO	

성명: 박   (CM) F 49. 만성신증후군. (경북 칠곡)2007. 10. 24

검사종류	C.R	BUN	uricacid	portain	albumin	WBC	RBC	T.P	비고란
참고치 날짜	0.6-1.4	10-26	3.0-7.0	음성	3.3-5.2	4.0-10.0	4.0-5.4	6.0-8.2	

〈2007년 10월 24일 분까지 전공24시 〉

2007 10.24				+HH		+			

처방시간 2007/12/05 16:10	검체채취시간 2008/01/16 13:21	진료과 내분비내과	의뢰의사명	검체접수시각

검 사 명	결 과 치	단 위	참고치
요검사		검사자: 구정일	결과입력시각: 01/16 11:20

	PH	7.0		이 4.5	남	병원검사
	Protein	+- norm		남		정상
Sediment	RBC	neg		HPF	이	

처방시간 2008/01/25 11:30	검체채취시간 2008/03/17 11:46	진료과 내분비내과	의뢰의사명	검체접수시각

검 사 명	결 과 치	단 위	참고치
요검사	Ur		검사자: 구정일	결과입력시각: 03/17 12-18

	Protein	neg		이	병원검사
Sediment	RBC	neg		HPF	이	정상 03/17 11'46

정상 완치

백운당한의원

이 환자는 2002년도에 대구의 K대학교병원에서 검진을 받은 결과 만성 신증후군이 이미 상당히 진행이 된 상태였다. 게다가 신경과민증, 불면증, 고혈압, 지방간 등의 병증을 앓고 있었다. 뿐만 아니라 우울증으로 양방약을 쓰고 있기도 했다.

신장 기능 수치인 CR(크레아티닌)도 정상 수치인 1.4mg/dl를 넘었고 요단백도 4+(++++)로 최대치로 검출이 되고 있어 바로 전문의 치료를 시작하여 계속 치료해 왔으나 5년이 지난 2007년 9월까지도 별다른 진전이 없었다. CR(크레아티닌) 수치는 3.30mg/dl까지 올라 투석을 해야 할지도 모른다는 판정을 받기에 이르렀다. 그러던 중 지인의 소개로 백운당한의원을 알게 되었고 그 즉시 서울로 올라와 상담을 하게 되었다.

본원을 소개해준 지인이 얼마나 확신에 차서 이야기를 했는지 환자는 이번엔 반드시 치료될 것이란 기대감으로 마음이 놓였다고 했다.

2007년 10월 24일 본원을 방문하여 진찰을 했을 때 환자의 건강은 아주 나쁜 상태였다. 전신에 부종도 있고 얼굴색 역시 창백하고 빈혈증까지 있었다. 병원 검사지에 CR(크레아티닌) 3.30mg/dl으로 나와 있었고, 고단위의 요단백도 검출 되었다. 요잠혈은 1+(+)로 비교적 낮게 나타났다. 하지만 혈압 측정은 150/110mmHg으로 높은 편이었다.

본원의 신장병 전문치료 처방약인 12씨앗요법의 강도를 약간 더 높여 1개월 분을 처방하고 철저한 식이요법과 운동요법에 대한 자세한 설명을 하였다.

제발 투석만 하지 않고 살았으면 여한이 없겠다고… 그렇게만 해달라고 가족과 함께 간절히 요청했다.

본원에 다녀간 후 1개월 동안 약을 복용하고 전화가 왔는데 부기도 다 내리고 몸이 가벼워져 몸 상태가 좋아 살 것 같다고 하면서 약을 더 보내줄 수 있느냐고 물었다.

또다시 1개월 분을 전과 같은 강도로 지어서 보냈다. 12월 12일 다시 전화로 주문을 하면서 점점 몸이 회복되고 얼굴색도 보는 사람마다 좋아졌다고 한다며 기뻐했다.

2008년 1월 22일 또 전화주문에 응하면서 본원 약을 3개월 이상 복용하고는 반드시 혈액검사와 소변검사를 해보아야 한다고 권했다. 그래야 이전의 검사 결과와 비교 검토를 해서 약의 효과를 알게 되기 때문이라고 알려주었다.

환자는 곧바로 대구의 K대학병원에 가서 검사를 받았다. 그때가 1월 18일이었다. 검사 결과지는 1월 25일 팩스로 왔다. 결과는 CR(크레아티닌), BUN(요소질소), 요단백, 요잠혈 등 모든 항목에서 정상수치로 측정이 되어 이제 몸이 정상으로 돌아왔음을 알리고 있었다.

하지만 항상 초심을 잃지 말고 치료에 임해야 한다는 것을 부탁하고 연속하여 3개월이 정상일 때는 복약을 중단해도 무리가 없을 것이라고 해주었다. 그 후 2008년 3월까지 복용하고 3월 17일 검사에서도 정상 수치가 나왔기에 완치 종결하게 되었다.

당뇨 합병증에서 유래한
만성 신증후군성신장염이 개선된 사연

⊙ 권○○(남, 49세), 제주시 노형동 거주, 최초상담일 2005. 12. 22

임상병리 LAB 결과

4356806 : 권   / 남   주민등록번호 : 560127-   병동 :

솔원	검체	검사	참고치	단위	구분	05-12-15 08:53	05-12-15 08:52
		Calcium	8.5~16.5	mg/dL	N		10.3
		Inorganic P	2.5~4.5	mg/dL	N		4.3
		Glucose	70~110	mg/dL	N		124
		BUN	5.0~25.0	mg/dL	N		28.7
		Creatinine	0.5~1.4	mg/dL	N		1.4
		Uric Acid	2.5~7.5	mg/dL	N		6.3
	Serum	Cholesterol	100~220	mg/dL	N		176
		Total Protein	6.0~8.3	g/dL	N		7.7
		Albumin	3.3~5.3	g/dL	N		5.1

성명: 권   (M) F)49. 만성 신장염 (당뇨합병)

검사종류	C.R	BUN	uricacid	portain	albumin	WBC	RBC	T.P	비고란
참고치 날짜	0.6-1.4	10-26	3.0-7.0	음성	3.3-5.2	4.0-10.0	4.0-5.4	6.0-8.2	
병원검사에 C.R 1.4, BUN 28.7 요단백(뇨) 3+(+++) 본원검진 정상컵 ─ (음성) 반가락과 아도수용을 얻음. 당뇨/24분복									
< 2005년 12월 22일 본원진료개시 >									
2005 12.22	1.4	28.7	6.3	3+	5.1	7.9	4.19	7.7	병원검사
2006 1.21				1+			─		(한산병원) 본원검사
2.24				±					
3.2	1.1	21	5.3		4.9			7.7	병원검사
6.13	1.2	20	6.9		4.7			7.5	병원검사
8.2006년10월5일 이후 복용중단 2007년 1월 31일과 7월27일 2개월 복용하였다가 중단 2008년 2월 3일과 6월23일 2개월 복용하고 다시중단									
2008 3.3	병원종합검사 에서 모든항목에서 정상이라 함 (전화통보)								병원검사
완치 종결									

이 환자는 당뇨병으로 25년간 고생을 한 병력이 있었다. 발가락 부위에 괴사가 심하여 서울의 S병원에서 수술도 하였고, 인슐린치료를 계속 받고 있기도 했다. 이미 몇 년 전부터는 당뇨 합병증으로 신장질환이 발생하여 점차 나빠지다 만성 신증후군 성신장염으로 발전되어 병원치료를 받아오고 있는 중이었다.

그러던 중에 같은 신장병으로 고생하다가 본 한의원에서 치료하여 완치되었다는 친척의 소개를 받고 내원했는데, 진찰 결과 요단백이 3+(+++)으로 높은 편이었다. 요잠혈은 (±)음성으로 정상범주에 들었다. 혈압은 110/80mmHg으로 정상이었으며 CR(크레아티닌)도 1.2mg/dl로 정상이었지만 BUN(요소질소)이 28.7mg/dl로 다소 높은 편이었다. 전신에는 부종이 상당히 심한 편이었다.

당뇨병이 생기기 전에는 165cm의 신장에 100kg이나 되는 체중 때문에 불편했는데 지금은 체중도 65kg까지 빠져 있었다. 전신에 부종도 있고 해서 12씨앗요법을 조금 강하게 처방을 하여 1개월 분을 복용하도록 하였다.

한 달 후인 2006년 1월 21일 본원에 왔는데 몸의 부기는 거의 빠져 있었다. 본인도 몸이 많이 가벼워졌고 왠지 모르게 기분이 좋다고 했다. 검사 결과도 역시 좋았다. 요단백은 1+(+)로 줄었고 얼굴에도 화색이 돌았다.

다시 처방을 조절하여 1개월 분을 투약하고 식이요법에 대하여 당부를 하였다. 다음 달 2월 24일에 왔을 때는 요단백이 (±)음성, 정상으로 정상수준이었다. 본인 역시 이제는 다 나은 것 같다며 제주도라 거리상으로 부담이 되니 약을 우송해달라고 부탁하여 이후 그렇게 하였다.

그 후 꾸준히 약을 복용하다가 5월 12일 병원검사 결과를 보내왔다. 모두 정상소견이었다. 그 후 10월 25일에도 병원에서 정상이라고 한다며 본인이 스스로 약을 중단하였는데 알고 보니 약 3개월 전부터 스스로 약 복용 횟수를 1일 3회에서 2회로 줄이면서 병원검사를 받았는데 정상이었다고 하였다.

그 후로는 약 4개월에 한 번씩 약을 주문하였는데 알고 보니 병원에서 정상 판정을 받았고 거기다가 당뇨도 전처럼 심하지 않다는 소견과 신장은 완전 정상이라는 말을 듣고 평소 예방 차원에서 복용을 한 것이라고 했다.

CASE 10

만성 사구체신염을 고치고
가족 보약을 늘 지어가는 사연

⊙ 송○○(여, 48세), 서울시 강동구 거주, 최초상담일 2006. 8. 8

KMI 한국의학연구소 KOREA MEDICAL INSTITUTE

성 명	송		주민번호	601111-2*******		검진센터	강남지사		검진일	2006.05.17.
단체명	한국 공사			부서명	지사			전화번호		
신 장	155	cm	체 중	50	kg	비만도	101	%	혈 압	110 / 70 mmHg

신장질환 신기능부전	요소질소		20 mg/dl	11
	크레아티닌		1.4 mg/dl	1.4
	요단백	(+)		
	적혈구(요잠혈)	(+++)		

(2006년 8월 8일 본원진료 개시)

성명: 송		(M (F) 48 만성사구체신염				2006. 8. 8			
검사종류	C.R	BUN	uricacid	portain	albumin	WBC	RBC	T.P	비고란
참고치 날짜	0.6-1.4	10-26	3.0-7.0	음성	3.3-5.2	4.0-10.0	4.0-5.4	6.0-8.2	
06.8.8				±			+++		본원진료개시일
˝ 11.4									본원검사
˝ 12	0.8	18	3.6	정상	정상	정상	정상		병원검사
07.2.24				±			±		본원검사
˝ 3.24				−			−		˝
˝ 4.27				±			±		˝
˝ 5.30				±			±		˝
˝ 6.29				−			−		˝
08.3.4				−			−		˝
˝ 5.8	0.8	21	정상	정상	정 상	정상	정상		병원검사
˝ 5.30				±			±		본원검사
˝ 6.29				−			−		˝
09.4.21	0.9	19	정상	정상	정 상	정상	정상		병원검사
˝ 7.20				−			−		본원검사

URINE 10HHD	Blood	(−)	2007-02-20	2007-02-20	병원검사 정상
요중사현미경검사	RBC	0.0-0.0	2007-02-20	2007-02-20	병원검사 정상

5. 신장기능 검사 ● 검진일 [현] 2008년05월08일

렘병공사명	코드	일실일일고치	검명판독	외근	남음혁	정상	높은혁	임상복록혁
요소질소	C041	14		병원검사	정상			
크레아티닌	C042	0.8		˝	정상		신기능부전	
요단백		−		˝	정상			
적혈구(요잠혈)		−		˝	정상			

정상 완치

평소 신경이 예민해서 소화기능이 원활하지 않은 데다 두통이 자주 있어서 병원을 찾아가 검사를 받아보았다고 한다. 검진 결과 갑상선에 약간 이상이 있고, 신장에도 염증이 있다는 결과를 받았다.

갑상선은 당분간 약물치료를 하면 좋아질 거라고 하여 병원에서 치료하기로 하고, 신장염은 예전에 들은 것도 있고 하여 본원에 찾아왔다고 하였다.

2006년 8월 8일 본원에서 소변검사를 한 결과 요단백은 1+(+), 요잠혈은 3+(+++)로 최고치가 검출되었다. 혈압은 110/70mmHg이었으며 부기는 거의 없었다. 곧바로 12씨앗요법을 1개월간 처방하였다.

환자는 얼마 동안이나 치료를 해야 본인이 느낄 만큼 호전이 될 수 있는지 궁금해 했다. 이미 병이 생긴 것이니 일단 3개월 정도 약을 복용하고 병원에서 검사를 받아보자고 했다. 또 통상 그 정도를 기준으로 잡고 있기도 하다.

그랬더니 9월 6일과 10월 9일에는 약만 가져가고 소변검사를 하지 않겠다고 하였다. 한 달 후 11월 4일 내원 시 소변검사를 해보았다. 결과는 좋았다. 요단백은 (±)음성, 정상범주에 들었으며, 요잠혈 역시 (-)음성으로 정상이었다. 결과 수치를 보고 환자는 매우 기뻐하는 한편 자신도 약을 복용하면서 그동안 몸의 변화를 느낄 수 있었다고 말하곤 다음 달 병원검사를 한 후 기록지를 가져오겠다는 약속을 하였다.

12월 9일에 병원에서 받은 검사의 결과지를 가지고 왔다. 모두 정상이었다. 그러면서 매월 약을 주문하여 복용하였는데 2007년

2월 24일 본원에 방문했을 때 소변검사 결과 요단백은 정상인데 요잠혈이 1+(+)로 높아져서 혹시 무슨 일이 있었냐고 물었더니 아니나 다를까 얼마 전 독감을 10여 일 간이나 지독하게 앓았다고 했다.

이런 결과를 보고 난 후 환자는 매월 본원을 방문하여 소변검사를 하고 더욱 착실하게 약을 복용하였다. 그 후 3월 24일 정상, 4월 27일 정상, 5월 30일 정상, 6월 29일 역시 정상 판정이라 이제 한 달만 더 치료하고 약을 중단하자고 했다. 그 후에도 전화상으로 별 탈 없이 정상이라는 병원검사를 알려왔다. 다음 해인 2008년 3월 4일에는 환자 본인이 궁금하여 진찰을 받으러 왔기에 검사해보니 여전히 정상이었다. 그래도 미심쩍은 마음에 5월 8일 병원에서 또 검사를 해 보았는데 역시 정상이라고 하였단다.

그 후 가족들의 건강문제로 내원할 때도 소변검사를 해 보았지만 역시 아무 이상이 없었기에 완치된 것으로 보았다.

이후 2009년 4월 28일 병원에서 또 검사를 받았는데 정상 판정을 받았고 7월 26일에는 보약이나 한제 먹었으면 좋겠다고 내원하였기에 더불어서 소변검사를 해보니 역시 아무런 이상이 없었다. 신장병 완치는 이후 가족의 보약으로 이어졌다.

CASE 11

중증으로 진행된 만성 신증후군 (신부전증)이 개선된 사연

⊙ 김○○(여, 38세), 경기도 용인시 거주, 최초상담일 2007. 2. 1

공무원 신분이다 보니 매년 정기 건강검진을 받아왔다고 했다. 그런데 몇 년간 계속하여 요단백과 요잠혈이 검출되었으나 별다른 증상도 없고 또 교육공무원으로 바쁜 생활을 하다 보니 본의 아니게 소홀해져 대수롭지 않게 생각했다.

그러나 3년 전부터는 점차 부종도 심해지고 전신도 나른해지면서 손발도 냉해져서 불안한 마음에 울산에 있는 U대학교 병원의 전문의를 찾아 진찰을 받고 검사를 한 결과 만성 신증후군으로 밝혀졌다.

그 후 치료를 시작하여 2년 동안 열심히 받았으나 별다른 효과를 보지 못하고 2007년 1월 26일 병원검사에서는 CR(크레아티닌)은 1.46mg/dl이고 BUN(요소질소)는 30.6mg/dl으로 나타났다. 요단백은 3+(+++), 요잠혈은 2+(++)로 검출되어 중증의 신장병으로 진행하고 있었다. 몸이 점점 나빠지자 마음이 편치 않은 상태에서 친구를 만나 그동안의 경위와 몸 상태를 이야기 했다는 것이다.

그런데 그 친구의 지인이 신장병으로 오랫동안 고생하다가 백운당한의원의 치료를 받고 나았다는 말을 듣고 본원을 찾게 되었다고 했다.

진찰 결과는 이미 진행이 많이 된 상태였다. 검사 결과는 요단백이 4+(++++)이고 요잠혈은 2+(++)로 나타났으며, 전신에 부종이 심했다. 손발은 너무 차고 몸은 무겁고 기력이 쇠퇴되어 있었다.

12씨앗요법으로 우선 20일 분을 2월 1일에 처방하고 반드시 내원하도록 권유했는데 3월 9일에 약을 우송해 달라는 전화를 하여 1개월 분을 우송해 주었다. 그로부터 약 3개월 동안 복약을 임의로 중단하고 연락이 없다가 7월 4일에 1개월 분 약을 주문하고 병원검사 결과도 알려왔다.

검사 결과에 의하면 CR(크레아티닌)은 1.1*mg/dl*, BUN(요소질소)는 21 *mg/dl*로 좋아졌고 요단백은 3+(+++), 요잠혈은 말이 없었다. 근무지가 지방이라 도무지 시간을 낼 수 없다고 8월 28일 전화 주문하면서 앞서 8월 17일에 검사한 결과를 알려주었다. CR(크레아티닌)은 0.99*mg/dl*, BUN(요소질소)는 22.4*mg/dl*로 나타났다고 했다.

요단백은 여전히 3+(+++)로 나타났지만 신장 기능 수치가 정상이 되었다는 의사의 말을 듣고 마음이 편해졌으며 시간과 거리상의 문제로 계속해서 오지는 못하고 전화주문으로 약을 받아 복용하면서 중간검사를 하고 통보를 해왔다.

그 후 2007년 12월에 한 검사 결과는 요단백이 1+(+)로 줄었으며, 드디어 2008년 7월 31일 병원의 검사에서 모두 정상이라는 판정을 받게 되었다.

그 이후에도 계속하여 복약을 꾸준히 잘해오고 있었다. 2009년 1월 중 검사 역시 모두 정상으로 나타났고 4월에도 모두 정상이었으나 요단백만이 정상범주인 (±)로 보일 뿐이었다. 그 이후 8월, 9월 검사에서는 모든 항목에서 정상 수치로 나타나면서 치료를 종결하게 되었다.

CASE 12

1개월 투약으로
만성 신장염이 개선된 사연

⊙ 이○○(남, 74세), 경기도 이천시 거주, 최초상담일 2004. 11. 4

2004. 11. 20

성명:	이	(M) F 74	만성신장병					경기도 이천시	
검사종류	C.R	BUN	uricacid	portain	albumin	WBC	RBC	T.P	비고란
참고치 날짜	0.6-1.4	10-26	3.0-7.0	음성	3.3-5.2	4.0-10.0	4.0-5.4	6.0-8.2	
			치료전	병원검사수치					
03.11.4	1.2	14	6.5	+			+		병원검사
11.25	1.2	14	6.5	+			±		"
04.5.13				+					"
4.10.18	1.0	18	4.4						
			〈2004년 11월 20일 본원자료〉						
2004 12.6				−			−		병원없서

신경이 예민하고 위와장기능이 약해 치료에 약간
약간 여위(체질에) 부종든거의 없었다 1개월복용으로
정상회복되었다   정상 완치

백 운 당 한 의 원

처음 환자의 외모를 보았을 때 인성을 두루 갖춘 교육자적 분위기였다. 예민하면서도 인자해 보이는 노신사로 정의감마저 엿보이는 첫 인상을 가지고 있었다. 그리고 본인의 설명에 의하면 한평생 교육에 몸담고 일해 오다 교장직을 마지막으로 정년퇴임을 하였다고 했다. 그런데 언제부턴가 소화기능이 약해지면서 체력이 약해졌지만 그런대로 생활을 하고 있었다고 한다.

그러나 나이 탓인지 요즈음은 피로감을 어느 때보다 많이 느꼈다는 것이었다. 그러던 중 어느 날 건강검진을 받고 신장 재검 지시가 있어 경기도 이천의 모 의료원에서 전문의를 찾아 검진을 받은 결과 만성 신장염이란 진단을 받았다고 했다.

지인의 권유로 2004년 11월 4일 본원에 내원하여 진찰을 하고 소변검사를 한 결과 심하지는 않으나 요단백과 요잠혈이 각각 1+(+)로 검출되었고 건강상태는 체격이 여위었을 뿐 아니라 체력이 부족한 상태에서 만성 신장염이 틀림없었다. 다행히 부종은 거의 없는 편이었다. 12씨앗요법으로 1개월 분을 처방하고 다음 내원 날이 지났는데도 오지 않았는데 얼마 후에 병원검사 결과와 함께 한 통의 편지가 도착했다. 내용을 보니 병원검사에서는 모두 정상으로 나왔고, 본인도 건강상태가 좋아진 것을 느낄 수 있다는 감사편지를 보내온 것이었다.

그 이후 2004년 12월 6일의 병원검사에서도 여전히 정상이라는 전화통보를 해와 필자도 안심이 되었다. 이 경우는 1개월 분의 투약으로 정상으로 치료가 된 사례로 아직도 기억에 남아있다.

만성 신부전증 고통에서
벗어난 사연

⊙ 김○○(남, 51세), 서울시 동작구 거주, 최초상담일 2005. 4. 2

2005. 4. 2

성명: 김		(M) F) 네, 만성신부전증						서울시 대방동
검사종류	C.R	BUN	uricacid	portain	albumin	WBC	RBC	T.P	비고란
참고치 날짜	0.6-1.4	10-26	3.0-7.0	음성	3.3-5.2	4.0-10.0	4.0-5.4	6.0-8.2	

현재증상: 7년전 병원검사에 고혈압과 당뇨로 발견되어 일반의원에서 신장치료하다가 종합병원으로 옮겨 ○○○○한 전후 ○○ 치료중 protein 4+ RBC 1+. 중요과, 체력에면 체력치료 ○○ 치료

채혈일시:2005-03-21 08:42:51 접수일시:2005-03-21 13:39:07 보고일시:2005-03-21 15:43:35
검사명:일반화학(2) 검체양:Random UR 보고자

Creatinine			1.7 mg/dL	
BUN			29 mg/dL	
Protein	-		1+	
BLD			1+	

〈2005년 4월 2일 본원진료개시〉

05. 4. 2				+			+		
4. 4. 30				―			±강		
4. 5. 26				―			±강		
4. 6. 30				―			±		
4. 8. 13				―			+		
4. 8. 9	1.6	25	5.0		4.2		5.0	7.8	병원검사 본원검사
4. 9. 9				―			+		
4. 10. 15				―			+약		
06. 1. 2				±	정상		+약		
4. 3. 2				―			±		
4. 5. 2				±			±		
4. 2. 24	1.6	22	5.4	음성			―	정상	병원검사
4. 6. 1				±			±		
4. 7. 8				±			―		
4. 8. 11				―			―		
4. 11. 22				±			―		

※ 복약시점에 종결하고 2007년 3월에 병원 검사에서 정상 추체라고 전화통보해왔음.   병원검사
                                                    정상 완치

백 운 당 한 의 원

평소 고혈압이 있었고, 7년 전 병원 검진을 받는 과정에서 요단백과 요잠혈이 발견되었다고 했다. 그 후 일반 병원에서 4년간 고혈압과 신장에 대한 치료를 하였으나 이렇다 할 아무런 변화는 없고 오히려 점점 나빠지는 것을 느끼고 2개월 전부터는 서울에 있는 대학병원으로 옮겨 치료를 받던 중이었다.

우연한 계기에 본원을 소개받고서 처음에는 반신반의했다고 한다. 병원에서도 고치기 어려운 신장병을 한의원에서 어떻게 고칠 수 있겠냐고 의문을 가졌지만 그동안 긴 시간 병원신세를 지고도 호전은커녕 얼마 안 있으면 투석을 해야 되는 단계로 진행이 되었으니 혹시나 하는 기대를 갖게 되었다고 했다. 특히 백운당한의원의 치료를 받고 의외로 효과를 본 사람이 있었다는 설명까지 듣고 난 후에는 마음을 정하게 됐다고 했다.

그리하여 2005년 4월 2일 본원에 내원했다. 진찰을 해보니 신경이 예민한 탓에 신경성 만성위염이 있었고, 식사가 항상 부실한 까닭에 체력도 많이 약해져 있었다. 몸의 부종은 심하지 않았고, 신장 기능 검사에서는 CR(크레아티닌)이 1.6mg/dl에 머물고 있고, BUN(요소질소)은 29mg/dl로 나타났다. 소변검사에서는 요단백 1+(+)이고 요잠혈 1+(+)로 역시 같은 수치였으며, 그렇게 높은 수치는 아니었다. 다만 약간 오래된 증상으로 볼 수 있었다.

12씨앗요법인 과립형 한약 1개월 분을 투약하고 4월 30일 재차 내원 시 또 한 달간 복용하도록 했다. 그리고 실시한 검사 결과 요단백은 (-)음성으로 나타나고 요잠혈은 약간 줄어든 상태로 변화가 오고 있어 계속하여 복용하기를 권유하였다. 3개월 복용 후에 나타난 검사 수치는 요단백과 요잠혈이 정상 수치로 나타났다.

그 이후 몇 개월은 약을 계속 복용하였고, 검사를 해보면 요단백은 계속 정상(-)인데 요잠혈만은 약간 흔적(±)이 보였다가 정상(-)이었다를 반복했다. 그러다가 계속해서 6개월간 요단백과 요잠혈이 정상(-)으로 유지되면서 본인도 몸 상태가 좋아진 걸 느낄 수 있다고 했다.

그래서 2006년 11월 22일까지만 씨앗요법 처방을 복용하고 그 이후에는 약을 중단하고 있다가 2007년 3월 3일 병원검사를 한 결과 모두 정상으로 나왔다며 들뜬 목소리로 전화를 해왔다.

2007년 7월 3일에는 보약을 한 제 먹었으면 싶다고 내원했는데 이럴 경우 진찰 결과에 따라 처방을 하게 된다. 평소 신장질환을 앓고 있거나 기능이 약한 상태에서는 한약 달인 것은 쓰지 않기 때문에 지장이 가지 않는 증류 방법으로 약을 만들어 복용하게 하였으며, 소변검사를 해보니 여전히 정상 수치로 유지되고 있었다.

CASE **14**

급격히 나빠진 만성 신부전증이
보름 만에 좋아진 사연

⊙ 김○○(남, 37세), 서울시 서대문구 거주, 최초상담일 2004. 10. 16

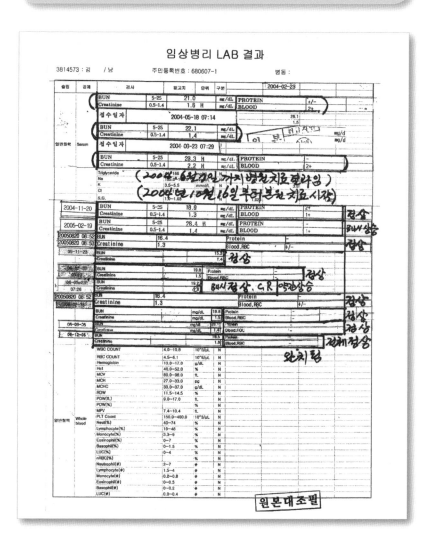

서울의 유명한 Y대학병원에서 종합검진을 받은 결과 만성 신부전증 판정을 받은 경우였다. 소변검사에서 요단백과 요잠혈 수치는 그렇게 높지 않게 나왔으나 정작 혈액검사에서 CR(크레아티닌) 1.6mg/dl 그리고 BUN(요소질소) 21.0mg/dl으로 나타나 2년 동안 병원에서 치료를 받아오고 있었다.

한때는 CR(크레아티닌)수치가 1.4mg/dl(정상), 그리고 BUN(요소질소)도 22.1mg/dl로 정상소견을 보였다고 한다. 그런데 차츰 수치가 올라가기 시작하더니 CR(크레아티닌)이 1.7mg/dl로 되었다가 얼마 지나지 않아 1.8mg/dl로 상승곡선을 그리기 시작했다고 한다. 갑자기 악화되는 속도가 너무나 빨라져서 순식간에 CR(크레아티닌)이 2.2mg/dl, BUN(요소질소)이 28.3mg/dl까지 올라가면서 만성 신부전증으로 진행이 되어버렸던 것이다.

하지만 어쩔 도리 없이 계속 치료는 받을 수밖에 없었다. 담당 의사 역시 원인을 명확히 알 수 없다고 하는 바람에 환자는 '이러다가 투석을 해야 하는 것은 아닐까?'하고 매우 불안해 하고 있었다.

하지만 '큰 병원이니까 치료가 되겠지.' 하는 막연한 기대감을 가지고 있을 뿐 다른 방법을 찾을 생각을 하지 못했다고 한다. 그때 마침 한방으로 부작용 없이 신장을 고친다는 방송을 보았던 기억이 떠올랐고, 또 지인의 강력한 권유로 2004년 10월 16일 전화상으로 필자가 요청한 병원의 검사 결과지를 가지고 내원을 하였다.

본원에서 세밀하게 진찰을 해본 결과 보통의 건강 상태로 보이는 체격이었지만 신경도 많이 예민해져 있었고 만성피로에 시달려 기력도 많이 떨어져 있었다. 거기다가 위장의 기능도 그다지 좋지 못한 상태였다. 그동안 겪었을 병력과 치료과정을 면밀히 검토하고 또 소변검사를 해보니 병원검사 결과와 같은 상황이었다.

혈액검사는 병원검사 결과를 참조하였고 소변검사는 직접해보니 요단백이 1+(+), 요잠혈이 1+(+)였다. CR(크레아티닌)수치는 2.2mg/dl, BUN(요소질소) 수치는 28.3mg/dl로 이 같은 검사 결과지를 볼 때 만성 신부전증을 확인할 수 있었다. 그런데 이상하게도 같은 수치의 다른 환자보다 더 피곤해 보이며 지쳐 있었다.

그래서 우선 12씨앗요법 15일 분을 처방하였다. 그 후 10월 말경 재차 내원했을 때 요단백은 (±)정상범주였고, 요잠혈도 (-)정상으로 나타나자 어떻게 보름 만에 이런 차이를 보이느냐며 깜짝 놀라워했다. 내심 좋으면서도 신기한 듯한 표정을 지으며 열심히 꾸준히 복용하겠다고 말하고는 돌아갔다.

보름 후 검사에서도 역시 호전된 결과가 나왔다. 만약 본원에서 검사를 했으면 믿지 않았을지도 모른다. 하지만 본인이 직접 가서 필자도 모르는 병원에서 받아온 검사이니 더욱 신기해 했다. 11월 20일에도 병원의 혈액검사와 소변검사 결과를 가지고 왔다. CR(크레아티닌)이 1.3mg/dl이었으며, BUN(요소질소)이 18.9mg/dl로 획기적인 차이를 보였다.

본원 검사에서도 모두 정상 수치가 나왔으나 근치를 위하여 이후 몇 개월 더 복용하였고, 이후 병원검사에서 정상이라는 판정을 받았다.

CASE 15

만성 사구체신염과 신증후군이
정상으로 완치된 사연

◉ 김○○(여, 34세), 경기도 화성시 거주, 최초상담일 2003. 6. 27

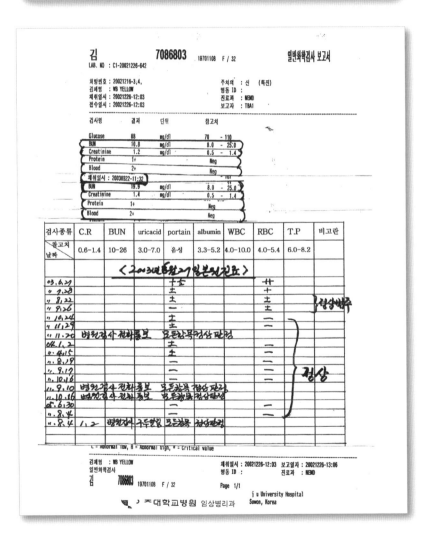

이 환자는 2002년 5월경 신장에 이상이 있음을 발견하였지만 당시 임신 중이어서 치료를 하지 못하고 시간을 보낼 수밖에 없었다.

그해 11월 수원 A대학병원에서 종합검진을 받은 결과 만성 사구체신염과 신증후군이라는 판정을 받았다. 당시 병원검사 결과에서는 CR(크레아티닌)수치가 1.4mg/dl였으며, BUN(요소질소)수치는 10.8mg/dl에서 19.9mg/dl로 신 기능상으로는 크게 염려되는 정도는 아니었다. 그리고 요단백은 1+$\frac{1}{2}$(+$\frac{1}{2}$)였고 요잠혈 역시 1+(+)였다.

2002년 11월 20일부터 신장 치료를 시작하여 2003년 6월 21일까지 약 7개월간을 병원에서 치료하였지만 모든 수치가 그대로였다. 뿐만 아니라 몸은 점점 처져 기운을 잃어 가던 중 TV를 통하여 백운당한의원을 알게 되었는데 직장동료에게서도 본원 이야기와 함께 권유를 받아 6월 27일 내원하게 된 경우였다.

본원 검진 시 혈압은 150/100mmHg 정도로 높았고 원기가 매우 부족한 상태였다. 요단백 역시 2+(++)에 조금 못 미치고 요잠혈은 1+(+)로 나타났다.

평소 예민한 신경에 간 기능도 약하고 소화 기능 역시 좋은 상태가 아니었다. 게다가 빈혈증과 체력이 부족해 누가 봐도 매우 피로해 보이는 상태였다.

12씨앗요법으로 1개월 분을 처방하고 식이요법에 신경을 많이 쓰라고 주문했다. 그리고 7월 28일 내원 시에는 요단백은 (±)로 정상범주였으며 혈압은 140/90mmHg으로 다소 떨어졌다.

정상 상태는 아니었지만 본인이 좋은 느낌을 갖고 있다고 했다.

거기다가 약을 복용하면서도 아주 편하다고 했다. 다시 1개월 분을 처방하였고 8월 22일 세 번째 내원 시 본원 검사에는 모두 정상 수치가 나와 보다 객관적 판단을 위해 병원 검사를 하도록 권하였다.

　그 후 2개월 분을 더 복용한 후 병원에 가서 검사를 하였다. 물론 모두 정상 판정을 받았고, 본원에서 한 소변검사에서도 정상 수치가 유지되고 있었다. 환자 본인이 좀 더 복용하여 완벽하게 치료하고 싶다고 하여 계속 처방을 해주었으며 11월 29일자 병원 검사에서 정상소견을 보였다. 그 후 2005년 8월 4일과 2006년에도 추적검사를 하였으나 모두 정상으로 나와 완치가 된 경우였다.

CASE **16**

만성 신장염과 전립선염이 함께 나타났지만 치료 후 완치 판정을 받은 사례

⊙ 이○○(남, 33세), 경북 경주시 거주, 최초상담일 2010. 10. 9

경북 경주시 2010. 10. 9

성명: 이 (Ⓜ F) 33, 만성 腎臟炎 및 前立線炎

검사종류	C.R	BUN	uricacid	portain	albumin	WBC	RBC	T.P	비고란
참고치 / 날짜	0.6-1.4	10-26	3.0-7.0	음성	3.3-5.2	4.0-10.0	4.0-5.4	6.0-8.2	
	만성 腎臟炎에 前立線炎, 脂肪肝에 血[illegible].								
	高血壓 左 130/90 右 150/100, 尿단백 1+(+) 尿잠혈 1+(+)								
	신장에 [illegible]. ※ 尿道炎이 有 治療 [illegible]								
	前立線炎이 온 것으로 병원 검사임.								
	〈2010년 10월 9일 본원진료〉								
10, 9				+			+		
11, 8				±			—		
2011 4, 16				±			—		
8, 27	병원검사(전화통보) 모든항목 정상수치 단 간만 문제라 함								
2012 3, 15	병원검사(전화통보) 모든항목 정상수치고, 24시간소변검사								
	에서도 정상이라 함 혈압은 130/80								
						정상 완치			

백운당한의원

이 환자는 건강보험공단에서 주기적으로 시행하는 종합검진을 받으면서 신장에 이상이 있다는 것을 알게 되었다고 했다.

그 후 종합병원의 신장 전문의를 찾아 정밀하게 검사를 받아본 결과 만성 신장염으로 진단을 받았고, 곧바로 전문의의 지시대로 치료를 받아온 환자였다.

그런데 또 하나 생각지도 못했던 증상이 나타났다. 아직 나이도 젊은 편인데 전립선염이 생겼던 것이다. 그 이유를 묻자 담당의사는 요도염을 치료할 때 세균의 일부가 이미 전립선 쪽으로 감염이 되었을 가능성이 크다고 했다. 거기다가 지방간과 혈종까지 동시에 앓고 있었으며, 건강 상태 역시 썩 좋은 편이 못되었다.

2010년 친구의 소개를 받고 내원했다. 그간의 병력과 검사 결과 그리고 본원에서 Vega 종합검진기와 진맥을 해본 결과 성질은 급하고 고혈압인데다 지나치게 신경이 예민한 상태에서 신장질환까지 앓고 있는 상태였다. 겉보기는 건장해 보였지만 실상 속이 허하고 본인도 피로를 많이 느끼고 있는 상태였다.

12씨앗요법으로 간경화증을 치료한 예도 있어서 간과 위장에 도움이 되는 과립형으로 자신 있게 1개월 분을 처방하고 정성껏 약을 복용할 것과 식이요법에 신경을 써줄 것을 부탁하였다.

처음 검진 결과를 가지고 왔을 당시에는 요단백이 1+(+), 요잠혈 역시 1+(+)였는데 한 달 후인 11월 6일 병원 검사에서 요단백은 (±)로 정상범주에 들었으며 요잠혈은 (-)음성으로 정상이었다. 환자 자신도 깜짝 놀랐다고 하며 실제로 몸의 상태도 많이 가벼워지고 있음을 느낄 수 있다고 했다.

하지만 이럴 때일수록 더욱 조심해야 하며 이제부터 완치를 위한 중요한 시점이라고 당부했다. 특히 심리적 안정과 급한 성격과 건강과의 함수에 대해서 진지하게 설명하자 그것만으로도 가슴이 시원해지는 것 같다고 좋아했다.

다시 1개월 분을 처방하면서 초심을 잃지 말고 식이요법은 물론 성격 관리에도 철저를 기해달라고 당부했다.

12월 6일 전화가 왔다. 인근 병원에서 검사를 해보았다고 했다. 그 결과 모두 정상으로 나왔고, 다른 사람보다 효과가 빨리 오는 것 같다며 좋아했다.

그 후 계속하여 2011년 1월 10일, 2월 9일, 3월 15일까지 전화로 1개월 분씩을 처방 받아 복용하였고, 4월 16일에는 병원 검사지를 가지고 직접 찾아왔다.

이미 외모상에서 풍기는 인상이 달라보였다. 일반 건강한 사람과 다를 바가 없었다. 물론 모든 수치는 정상으로 나타났다.

그 후 5월 20일, 6월 21일, 8월 27일까지 약을 전화로 주문하여 복용하였고, 병원에서 검사를 받은 결과 모든 항목에서 정상 수치가 나왔다. 다만 지방간의 경우 조금만 더 치료하면 되겠다는 의사의 소견을 들었다고 했다. 본인 스스로가 11월 11일까지 두 달정도를 더 복용하겠다고 하여 그렇게 한 후 완치 판정을 받았고, 비로소 치료를 종결하게 되었다.

CASE **17**

만성 신장염 완치 판정에 체중까지 줄어든 사연

⊙ 유○○(여, 48세), 서울시 성북구 거주, 최초상담일 2006. 9. 25

서울시 성북구 2006. 9. 25

성명: 유 (M (F)) 48, 만성 腎臟炎

검사종류	C.R	BUN	uricacid	portain	albumin	WBC	RBC	T.P	비고란
참고치 / 날짜	0.6-1.4	10-26	3.0-7.0	음성	3.3-5.2	4.0-10.0	4.0-5.4	6.0-8.2	
<2006년 9월 25일 본원진료시작>									
2006 9.25				+			+++	본원치료전병원검사	
11.6				±			+± 50%감소		
12.18				−			+		
2007 2.17	0.8	9.5	3.6	−	4.4	8.83	4.15	7.2	정상병원검사
4.27				−			±		

2006 3월부터 K 대학교 병원에 치료중 본원에 내원하여 9월 25일부터 10월 11월, 12월 까지 치료 결과 현저히 호전되었으나 임의로 중단하고 2007년 4월 다시 진료를 시작하여 정상상태로 치료종료하였음

백 운 당 한 의 원

건강검진에서 만성 신장염 진단을 받고 2006년 3월부터 K대학교 의료원에서 치료를 받아왔으나 증상의 변화 없이 처음 검사 때와 같이 요단백 1+(+), 요잠혈 3+(+++) 상태였기에 환자 본인은 참으로 답답한 심정이었다.

어느 날 친구와 이야기를 하던 중 본인의 몸 상태에 대하여 하소연을 하자 한방으로 신장병을 잘 고친다며 백운당한의원을 소개해주었고, 환자의 거주지와도 그리 멀지 않아 한달음에 왔다고 했다.

2006년 9월 25일 처음 내원하였을 때 소변검사 결과 병원에서 검사한 결과와 같았다. 몸 전신에 부종이 있는 데다 빈혈증으로 머리가 무겁고 어지럼증까지 동반하여 혼자서는 먼 길을 갈 수도 없었다. 청각까지 이상이 있어 작은 소리는 잘 듣지를 못했다. 몇 년 전 자궁 수술을 하여 힘을 쓸 수가 없어 어려움을 많이 겪는다고 했다.

일단 신장 치료를 목적으로 12씨앗요법을 1개월 분 처방하였다. 그 후 11월 6일 다시 내원했을 때는 부기가 전보다 훨씬 빠져 있었다. 본인도 몸이 많이 가벼워졌으며 전에 기진맥진하던 기분이 사라지는 것을 느낀다며 좋아했다.

진찰 결과 혈압은 110/80mmHg으로 좋아졌으며, 소변검사 결과도 요단백은 (±)로 정상범주에 들었고, 요잠혈은 1+½(+½)로 50%가 줄어든 수치가 나왔다. 그러자 환자는 자신감을 얻기 시작했고 이 정도만 해도 다 나은 것 같다고 좋아했다.

하지만 지금부터 방심하지 말고 철저한 식이요법과 약 복용을 당부하면서 종전대로 1개월 분을 더 처방했다. 12월 18일 내원했을 때는 한눈에도 혈색이나 몸의 상태가 보기 좋아졌다. 뿐만 아니라 체중도 3kg이나 줄었다며 마치 다 나은 것 같다고 좋아했지만 아직은 완치된 것이 아니라고 다시 한 번 마음을 다 잡도록 하며 1개월 분을 추가 복용토록 하였다.

그런데 1개월 후에 환자는 임의로 이젠 약을 그만 먹어도 될 듯하다고 하며 개인적인 사정도 있고 하니 그냥 상태를 지켜보겠다고 하였다.

필자는 염려는 되었지만 어쩔 도리가 없었다. 그런데 2007년 4월 27일 환자가 다시 내원했다. 혹시 재발한 것이 아닌가 싶어 걱정이 되었다. 하지만 병원검사에서 요단백은 (-)음성으로 정상이었으며, 요잠혈 역시 (±)로 정상범주였다. 다시 1개월 분만 더 복용하겠다는 의사를 받아들여 처방하였더니 1개월 후 전화상으로 병원검사에서 정상으로 나온다고 했다. 그후 몇 차례 전화통화에서도 검사 결과 모두 정상이라고 하여 치료를 종결하였다.

CASE 18

만성 신증후군에 심한 부종까지…
12씨앗요법으로 효과를 본 사연

⊙ 홍○○(남, 47세), 전남 광주시 북구 거주, 최초상담일 2003. 11. 26

강　　내과 검사결과지

차트번호	5906201	수진자	홍	나 이	44.7
주민번호	5906201	보호자	홍	전화번호	265-
주 소	광주 북구　　동				

2003. 11. 28

HEMATOLOGY		URINALYSIS	
N	Name : 홍　　(M) F Age :	Ward Room :	
W.B.C	/mm³	Sugar	+1
R.B.C	m³/mm³	Protein	+4　요단백치 (심박치)
Hemoglobin	g/dl	Urole	
Hematocrit	%	Urobilinogen	
W.B.C Diffcount		Blood	+2　요잠혈
Urea 1.8	(8-23) mg/dl	AFP(0-15) ng/ml	CEA(0-10) ng/ml
Creatine 0.9	(0.3-1.8) mg/dl	CA-125(0-35) U/ml	CA15-3(0-27) U/ml

검사일자	명칭	결과	명칭	결과
2004-01-17	당검사-반정량	125(fast)		
2004-01-16	당검사-반정량	348(3pps)	요소질소 [NPN포함]	14
	크레아티닌	1.3	요 일반검사 4종이하까지	++(glu).blo(
	요검사 현미경검사	wbc cast	콜레스테롤정량-총콜레스테	395
	지질-트리글리세라이드	226		

《2003년 11월 26일 본천진료개시》

검사종류	C.R	BUN	uricacid	portain	albumin	WBC	RBC	T.P	비고란
참고치 / 날짜	0.6-1.4	10-26	3.0-7.0	음성	3.3-5.2	4.0-10.0	4.0-5.4	6.0-8.2	
2003 11.26				++++			++		
2004 1.30				+++			+		
2.26				++			±		
3.24				+			-		전화통보
5.7				-			-		전화통보
2005 6.16	병원검사		모든항목에서 정상판정						전화통보

※ 약복용은 5월 7일 (2004년)에 조과분 (1개월분)
을 드시고 이미 중단한상태였음

※ 장기간 腎虛水 상태로 그중 腎不하여 尿中蛋白尿 排出되어
에서 거듭 尿濁을 排出되게 되었고 所尿도 제대로 배설되고
尿血도 심하게 되어 水氣가 所全身浮腫도 심했는데 이에
점도 水氣尿濁도 그동도 좋으며 尿中검사에서도 正
常 이라 함.

당뇨병으로 병원에서 장기간 치료를 해오던 중 당뇨 합병증으로 신장에 이상이 생겨 3년 전부터 동시에 신장 전문내과에서 치료를 해오던 환자였다. 시간이 흐를수록 증세가 호전되기는커녕 점점 상태가 나빠졌으며, 심한 부종과 빈혈까지 동반하고 있었다. 게다가 병원에서는 간 기능까지 나빠졌다고 했다. 본인 역시 체력이 떨어져 보는 사람도 단박에 힘들어 보이는 상태였다.

당시 병원검사 결과는 요단백이 4+(++++), 요잠혈은 2+(++)였으나 다행히 CR(크레아티닌)과 BUN(요소질소)의 수치는 정상범주였다. 젊은 나이에 병마와 싸우는 심정이 오죽 했겠는가?

온갖 걱정을 하던 중에 방송에서 필자를 보고 한줄기 희망을 가지고 내원하게 되었다고 했다.

병원 검사지를 면밀히 검토해보고 진찰을 해본 결과 부종이 워낙 심하고 전신 피로감 역시 심한 상태였으며 기진맥진해 있는 상태였다. 그도 그럴 것이 요단백이 최고치인 4+(++++)였으며, 요잠혈이 2+(++)로 체내에서 영양화할 수 있는 물질은 모두 배출되고 있는 상태였던 것이다. 체력이 떨어지기 때문에 회복이 점점 어려워지는 상황으로 치닫고 있었다.

이 모든 증상과 현 상태를 감안하여 12씨앗요법에 환자에게 맞는 처방으로 우선 1개월 분을 처방하고 추이를 지켜보자고 했다. 1개월 후 직접 방문하지 않고 12월 20일 전화를 하여 부종도 내리고 몸도 가벼워지는 등 효과가 나타나고 있음을 느낀다고 했다. 다시 1개월 분을 처방해 주면서 약 복용 후 병원에서 검사를 받아보라고 했다.

2004년 1월 27일 직접 내원 하였을 때는 한눈에 보아도 확실히 다른 모습이었다. 화색도 전과 달리 밝았다. 병원 검사지에는 요단백이 3+(+++)로 줄었고, 요잠혈은 50% 감소한 1+(+)였다. 본원에서 실시한 소변검사에서도 동일하게 나타났다.

이후 계속해서 3개월을 더 복용하도록 했다. 그리고 6월 16일에 전화가 왔는데 본인도 정상이 되었다는 생각을 했는데 병원검사에서도 같은 결과가 나와서 자기 몸에 대한 자신감이 생겼다고 좋아했다. 아울러 약 복용 3개월째 이미 부종이 빠지며 체중도 정상이 되었다. 소변에서 일던 거품도 사라졌으며, 빛깔도 맑아졌다며 연신 고맙다고 인사를 전했다.

CASE **19**

만성 사구체신염 치료에 손놓고 있던 환자가
완치 판정을 받은 사연

⊙ 우○○(남, 25세) 대구시 서구 거주, 최초상담일 2006. 6. 15

퇴원요약기록지 (신장내과)

대학교 의과대학 부속병원

성 명 : 우 (23 / 남)　　　　　　입원일 : 2006. 1. 9　　　　당시나이 : 23

등록번호 : 21889120　　생년월일 : 1982.11.18　　퇴원일 :　　　　　입원차수 : 1

진 단 서

친부대조필 인

| 환자의 성명 | 우 | 성별 | (남). 여 | 생년월일 | 1982 년 11 월 18 일 | 연령 | 만 23 세 |

| 환자의 주소 | 대구 서구　　동 1285- |

| 병 명 | 사구체신염 (Thin GBM disease) | 한국질병분류번호 |

위와 같이 진단함.

발 행 일　　2006 년 02 월 13 일

의 료 기 관　　대학교의과대학부속병원

의뢰일자 : 2000-07-18　과 : GU　진료의사 : 박　　결과일자 : 2000-07-18　확인자 : 김

Glucose	90			75~115/mg/dL
BUN	7	Protein : (+)		8.0~20.0/mg/dL
Creatinine	0.9	Blood : (+++)		0.7~1.5/mg/dL
Cholesterol Total	118			120~220/mg/dL

성 명 : 우 (23 / 남)　　　　입원일 : 2006. 1. 9　　　당시나이 : 23

| BUN : 11.38 mg/dl | Protein | (+) |
| CRE : .82 mg/dl | Blood | (+++) |

채혈자　　　　보고일자 07 2/20 검사자

| | | PRO | | neg |
| | | BLD | | neg |

채혈일자　　보고일자 '36 8/31 보고자

| | | PRO | | neg |
| | | BLD | | neg |

(정상 완치)

고등학교 때부터 소변검사만 하면 혈뇨가 발견되었다. 아이러니하게도 이 환자는 의료인의 가족이기도 했다. 그런데도 치료는 하지 않고 몇 년 동안 병원에서 검사만 받아왔다고 했다.

그때마다 요단백은 1+(+)이고 요잠혈은 1+(+)로 검출되었다. 아마도 집안에 의사가 있었지만 특별한 방법이나 치료약이 없고 현대의학에서도 신장질환은 치료가 불가능하다고 알려져 있어 직접 치료보다는 식이요법이나 자연적인 관리요법 쪽으로 신경을 썼던 모양이었다.

물론 얼핏 서울에 있는 백운당한의원에서 한방으로 신장병을 치료한다는 이야기를 들은 적은 있었지만 '현대의학에서도 치료하기 어려운 신장병을 더군다나 한방으로 과연 고칠 수 있을까?' 하는 의구심으로 미루다가 급기야 지푸라기라도 잡는 심정으로 내원하게 되었다고 했다.

2006년 6월 15일 처음 내원 시 진찰 결과는 가지고 온 병원검사 결과와 같았다. 요단백은 1+(+)였으며, 요잠혈은 3+(+++)로 나타났다. 혈압은 120/80mmHg으로 정상이었다. 몸에 부기도 거의 없었다.

부기가 없고 만성 사구체신염의 전형적인 증상을 감안하여 12 씨앗요법으로 1개월 분을 처방하였다. 1개월 분을 복용한 후 전화로 문진을 했는데 기분도 좋고 몸 상태도 많이 좋아진 느낌을 받았다고 했다.

그리고 병원에 가서 검사도 받았는데 요단백이 (-)음성으로 정상이 되었고, 요잠혈은 3+(+++)로 변함이 없었다고 했다. 그러면서 1개월 분을 더 처방해 달라고 했다.

다음 달인 8월에 역시 병원에서 검사를 받았는데 요잠혈이 1+(+)로 나와 60% 정도가 줄어들었다고 하며 매우 좋아졌다는 소견을 보였다고 했다.

또다시 1개월씩을 처방하여 복용한 후 12월 13일 전화를 걸어와 병원검사에서 모두 정상으로 나왔다며 기분이 좋아서 어쩔 줄을 몰라했다. 그러면서 약은 언제까지 복용해야 하느냐고 여유 있는 질문을 해왔다.

이런 경우는 본원에서 검사를 하여 3개월 정도 추적 조사한 결과 정상으로 나오면 완치된 것으로 보고 종결하게 된다고 설명해 주었다.

이 환자는 2007년 2월 20일까지 12씨앗요법을 처방하여 복용토록 하였고, 이후 병원 검사 결과 모든 항목에서 정상이라는 판정을 받고 치료를 종결하였다.

CASE 20

오래된 만성 I.G.A 사구체신염의
고통에서 벗어난 사연

⊙ 지○○ (남, 38세), 성남시 분당구 거주, 최초상담일 2003. 3. 17

2003. 3. 17

성명: 지	(M) F)38. 만성. I.G.A사체신염								
검사종류	C.R	BUN	uricacid	portain	albumin	WBC	RBC	T.P	비고란
참고치 날짜	0.6-1.4	10-26	3.0-7.0	음성	3.3-5.2	4.0-10.0	4.0-5.4	6.0-8.2	

1998년 중상 인제 병원검진결과 I.G.A사구체신염
만성이라 하여 2001년부터 병원 치료중에 내원하였음

《2003년 3월 17일 본원진료 개시》

2003 3. 17		±			∺			본원검사

3월 17일부터 1개월분 복용하고 요의 중단

12월 9일 1개월분과 2004년 1월 28일 1개월분
2개월 복용하고 다시 중단

4월 23일과 5월 31일 2개월 복용하고 다시 중단
병원검사 정상 판정   5월 31일 전화통보

8월 5일 1개월복용후, 다시 중단

10월 30일 1개월복용후, 다시 중단   병원검사정상 전화

2005년 3월 11일 1개월복용후 다시중단   병원검사 정상. 전화
2009년 6월 27일 1개월분 2회 복용 완전종결

※복용중에 병원검사결과 모두정상이라함   정상 전화통보
그후 2년4개월만에 1개월 다시 복용(2009년1월5일)병사정상 확인
2010년 12월 13일 다시 1개월복용

※ 현재까지 이상없이 건강유지되고 있으나 매번
 올라리, 1개월정도만 복용해 왔다는것
            정상 완치

백 운 당 한 의 원

19 98년도에 신장이 좋지 않다는 사실을 알게 되었고 2001년 8월부터 신장 전문내과병원에서 치료를 받아왔지만 크게 차도가 없었던 중에 지인으로부터 백운당한의원을 소개받고 2003년 3월 17일 필자를 찾아왔다.

당시 본원에서 검사를 해본 결과 만성 I.G.A사구체신염으로 요단백은 (±)정상범주였지만 요잠혈이 2+(++)로 나타났다. 혈압은 110/70mmHg이었고, 부종은 거의 없었지만 신경이 예민한 데다 신경성 만성위염으로 소화기능이 썩 좋지 않았다. 또 의사로부터 원래 간 기능이 약하다는 말을 들었다고 했다.

체질과 건강상태를 감안하여 12씨앗요법의 강도를 중간 정도로 하여 1개월 분과 침향을 병행하여 1개월 분을 처방해주었다. 다음 달에 연락이 올 것을 기대하고 있었는데 아무런 연락이 없었다. 그러다가 12월 9일에 전화를 걸어와 이전과 같이 1개월 분의 약을 주문했다. 궁금해서 물어보니 환자 본인은 정기적으로 병원에 가서 검사를 받는데 정상이라고 나왔다는 것이었다. 본인이 바쁘기도 하고 몸이 좋아졌다니까 크게 걱정도 되지 않아 약을 건너뛰었다고 했다.

그러던 중 생각이 나서 다시 전화를 걸었다면서 1개월 분을 부탁하였다. 그 후 4월 22일, 5월 31일, 8월 5일 등 잊을 만하면 한 번씩 약을 주문했다.

어떻게 된 거냐고 물어보았더니 약 복용량을 줄여서 먹었기 때문에 기간이 길어졌다고 했다. 그러면서 2007년 6월 27일까지 계속 주문을 해서 약을 복용했고, 병원에서 종합검진을 받은 결과 정상이라는 판정을 받았다고 하여 필자는 완치된 것으로 보고 치료를 종결하였다.

CASE **21**

만성 신부전증으로 병색이 완연했던 몸이
정상으로 회복된 사연

⊙ 홍○○(여, 50세), 경기도 광주시 거주, 최초상담일 1989. 5. 11

경기도 광주군

성명: 홍	(M 여) 50, 만성신부전증							1989. 5. 11	
검사종류	C.R	BUN	uricacid	portain	albumin	WBC	RBC	T.P	비고란
참고치 날짜	0.6-1.4	10-26	3.0-7.0	음성	3.3-5.2	4.0-10.0	4.0-5.4	6.0-8.2	
1988 1月				+++			+++		병원검사
12월				+++			++		〃
1989 5.11				+++			++		〃

〈 1989년 5월 11일 본원진료 개시 〉

	C.R	BUN	uricacid	portain	albumin	WBC	RBC	T.P	비고란
89.5.11				+++			++		본원개설일 검사
5.23				++			++		본원검사
9.1				±			+		〃
90.7.9				±			―		본원과 병원검사 일치)
7.7.30				±			―		본원검사
7.8.18				±			―		〃
7.8.30				―			―		병원검사 본원검사
7.9.17				―			―		병원검사
7.12.15				―			―		〃
91.6.5				―			―		〃
7.11.9				―			―		〃

※ 얼굴등 안·부종도 심하고 전체신장기능이 상실되어
여러 병원을 다니면서 치료를 받았으나 점점 악화
일로에 있었고 빈혈증세가 심한데다 췌장까지 겹쳐
얽혀져 매우 심한 상태였다.
다행히 본원치료를 받음으로서 점차 호전되고 곧게
완치함을 얻었으며, 그 이후로 계속 병원검사를
받을때마다 정상수치의 상태를 유지하고
있음.

정상 완치)

백 운 당 한 의 원

19 89년 5월 11일 당시 환자가 내원했을 때는 얼굴이 동그 랗게 보일 정도로 전신에 부종이 심했다. 누가 봐도 완연한 병자의 모습이었다.

자세한 병력을 들어보니 이미 이 병원 저 병원 치료를 받아봤지만 병원에서 준 약을 복용할 때는 밤새도록 소변을 보느라 잠을 한숨도 잘 수 없는 상태였다고 했다. 그나마 부기가 조금 빠지기는 했지만 그것도 약을 끊고 2~3일만 지나면 오히려 전보다 더 심하게 부종이 온다는 것이었다.

이런 상황이 자주 반복되면서 환자는 점점 기운을 잃어갔고 급기야 거동조차 하기 어려운 지경에 이르렀던 것이다. 얼굴색도 형편없이 누렇게 떠있었고 빈혈증도 심했다. '이젠 병도 고치지 못하고 죽는가 보다.' 하고 푸념과 함께 절망에 빠져 있는 상태였다.

본원에서 검사해 본 결과 요단백이 1+(+), 요잠혈이 1+(+)일 정도로 수치가 높았다. 우습게도 그동안 아무리 치료를 받았지만 이 수치는 변동이 없었다고 했다.

증상이 워낙 심했기 때문에 12씨앗요법을 7일 분씩 투약하기로 하고 치료를 시작하였다. 5월 23일 방문했을 때는 부기가 조금 빠져 있었고, 무엇보다 환자 자신이 우선 약을 먹으면서 편안함을 느끼고 소화도 잘 된다며 아마도 이 약이 자신과 잘 맞는 것 같다며 농담까지 했다.

소변검사 결과 놀랍게도 요단백은 1+(+)로 30%가 줄어 있었고, 요잠혈은 그대로 1+(+)였다. 다시 7일 분을 처방하고 나자 필자 자신도 어쩌면 쉽게 치료가 될 것 같다는 느낌이 들었다.

계속해서 7일 분씩 약을 보내면서 상황을 물어보았다. 당시만 해도 인편이나 우편이 아니면 약을 보내기가 어려운 상황이었다. 그런데도 꼬박꼬박 자세한 병 증세를 알려왔다. 점차 본인이 느끼기에도 좋아지고 있음을 느낄 수 있다고 했고, 또 남들이 보고서도 너무 좋아져 보인다며 이구동성으로 말을 해준다는 거였다.

그 후 7월 1일에 본원에 왔을 때는 전혀 병색을 찾아볼 수 없을 정도였다. 부기도 거의 없어졌고 체중도 5kg 정도가 빠져 있었다. 소변검사에서도 역시 요단백 1+(+), 요잠혈 1+(+)로 크게 변화가 있었다.

이때부터는 10일 분씩 처방을 해달라고 해서 그렇게 하면서 7월 9일 검사를 해보았다. 환자 본인도 매일 느낄 정도의 변화가 찾아왔다. 결과는 요단백 (±)로 정상범주에 들었으며, 요잠혈 역시 (-)음성으로 정상이었다. 엄청난 변화였다. 계속 10일 분씩 처방을 하였고 7월 30일 방문 당시 검사에서도 정상 수치가 나왔다. 본인은 물론 가족들 모두 이제 다 나은 거나 다를 바 없다고 좋아했다.

하지만 아직 완치가 된 것이 아니라고 보고 당분간 더 약을 복용하면서 지켜보자고 했다. 9월 17일과 12월 15일 검사에서도 요단백, 요잠혈 모두 정상으로 판정되었기에 10일 분을 마지막으로 투약을 중단하기로 하였다. 다만 건강관리와 식이요법, 그리고 충분한 휴식을 당부하면서 완치 종결하였다. 이후 환자 본인이 1991년 6월 5일과 11월 9일에 병원에 가서 검사를 했는데 모두 정상으로 나왔다는 말을 들었다.

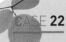

CASE 22

만성 I.G.A 사구체신염으로 수십 년 고생하던
신장병의 굴레에서 벗어난 사연

⊙ 고○○(여, 51세), 경북 구미시 거주, 최초상담일 2008. 9. 26

종합   검진 판정지

등록번호	3035733		수진일자	2007-03-09	
성 명	고		성별/연령	여 / 49	

검사항목		2007-03-09	2003-06-20	정상범위
신장	요소질소(BUN)	(13)	(13)	10~26
	크레아티닌 (creatinine)	(1.0)	(0.9)	0.7~1.4
요단백(Albumin)		(2+)	(2+)	<±
요당(Glucose)		–	–	–
잠혈(Blood)		(3+)	(3+)	–

〈 2008년 9월 26일 본원진료시 〉

성명: 고			(M (F) 여 , 망그으니사채증, 경북 구미시						
검사종류	C.R	BUN	uricacid	portain	albumin	WBC	RBC	T.P	비고란
참고치 날짜	0.6-1.4	10-26	3.0-7.0	음성	3.3-5.2	4.0-10.0	4.0-5.4	6.0-8.2	
2008 9.26				++			+		호전요함
2009 1.04	전화통보 병원검사 검사수치 떨어져 좋아졌다함								
8.6	전화통보 병원검사시 사진나 모든수치 정상 완치후 좋아함								
	9.1여에부터 요단백, 뇨요잠혈이 검사때마다 검출								
	되었고 신경쓰면서 요화당돼도 약간상태이 부종을								
	가져 있었으는 2008년 9월 26일 부터 2009년 2월 4일								
	까지 10개월간 복용으로 완치 마무리 되었음								
				정상 완치					

백운당한의원

경기도 고양시 일산구   동   번지   센터 예방검진센터
전화: 031- -   팩스: 031- -   NATIONAL CENTER

공직생활을 하던 환자는 10여 년 전부터 건강검진을 받을 때마다 요잠혈이 높게 나오고 중간 정도이지만 요단백도 검출이 되어 신장 전문의를 찾아 종합적인 검진을 받아보았다. 그 결과 역시나 I.G.A사구체신염 판정을 받았고 오랜 시간 동안 치료를 받아온 경우였다.

그러나 기대와는 달리 증상에는 변함이 없었고 검사를 할 때마다 요잠혈과 요단백이 검출되어 고민을 해오고 있던 중이었다. 그러던 어느 날 직장 동료가 해준 말에 귀가 번쩍 뜨였다고 한다.

그 동료는 환자와 똑같은 질환을 앓은 적이 있었다. 사정이 이렇다보니 근무지마다 유명하다는 의사, 병원, 종합병원, 전문병원, 전문의 등을 찾아다니면서 치료를 하였지만 이렇다 할 효과는 보지 못하고 있다가 어느 날 방송을 통하여 백운당한의원을 알게 되었고, 거기서 치료를 하여 결국 완치 되었다는 이야기를 듣게 되었던 것이다. 이 이야기를 듣자마자 본원을 찾아왔다고 했다.

이 환자의 경우는 공직에 근무하다 보니 업무상 피로가 심한 편이었다. 신경은 예민한 데다 소화기능도 원활하지 못했다. 혈압은 90/60mmHg로 낮은 편이었다. 몸에 부기는 거의 없는 편이었다.

진찰을 마친 후 12씨앗요법 1개월 분을 처방했다. 착실하게 복용할 것을 부탁하며 형편상 자주 올 수 없으므로 상태를 자세히 전해줄 것과 약은 우편으로 보내주겠다고 약속하였다.

다행스럽게도 1개월 분을 복용하고, 2개월 분을 복용하던 중간에 병원에서 검사를 받았는데 그동안 꼼짝하지 않던 수치가 변하기 시작했다고 알려왔다. 의사가 좋아졌다고 말하는 순간에도 혹시 일시적인 변화가 아닐까 하는 의심은 들었다고 했다.

　하지만 처음 있는 일이라 열심히 약을 복용했고, 매월 병원에서 검사를 받을 때마다 조금씩 수치가 떨어지자 너무너무 좋아했다. 그렇게 7개월이 지났을 때 이 환자는 병원검사에서 신장 정상 판정을 받기에 이르렀다.

　2009년 8월 6일 12씨앗요법을 투약한 지 10개월째 역시 병원검사에서 모든 항목이 정상 수치로 나타나 만 10개월 만에 수십 년 된 신장병의 굴레에서 벗어날 수 있었다.

중증의 만성 신증후군이
신기하게 좋아진 사연

⊙ 명○○(남, 35세), 서울시 동작구 거주, 최초상담일 2005. 5. 1

임상병리 최종 결과 보고서

출력일 : 2005-05-07

재원기간 : 2005-04-22/- -

소 견 서

명록번호 : 10713

연번호 : 2005-1-   주민등록번호 : 6 0403-1

환자의 성명	명	성별	남	생년월일	196 년 04 월 03일	연령	만 3*세

환자의 주소	서울 강남구 동 8 -13 전화 :

병 명 (.)임상적추정	신증후군 폐경색증 순수고콜레스테롤혈증	한국질병 분류번호	N04.9 I26.9A E78.0

위와 같이 소견함.

2005 년 05 월 07일
서울특별시 강남구   동 - 번지
대학교 영동   병원
TEL. 3 -2 74   FAX. 3 -0 29
(내과-신장)

면허번호 제 18 호   의사성명 하

검사항목	참고치	2005-04-25	2005-04-28	2005-04-28	2005-04-28	2005-05-04
BUN	9.1~23.3	28.5		22.4		15.4
Creatinine	.5~1.4	1.1		1.1		1.0
Uric Acid	3~7.4	7.6		7.8		4.5
Protein	-	++++	++++	++++		
Blood.RBC	-	+		++	+	

성명: 명 Ⓜ F)35. 만성신증후군〈병원관호개시〉2005. 5. 10

검사종류 날짜	C.R	BUN	uricacid	portain	albumin	WBC	RBC	T.P	비고란
참고치	0.6-1.4	10-26	3.0-7.0	음성	3.3-5.2	4.0-10.0	4.0-5.4	6.0-8.2	
05. 5.10				₩			+		본원검토개시
". 5.23				=			=		
". 6.9							=		
". 6.25				=			=		
". 9.3				±			~		
06. 1.2				=			=		
06. 3.11				=			=		
". 7.8				±			=		
". 10.2				=			=		
				정상완치					

6년 전 몸이 붓고 체력도 심히 떨어지면서 빈혈증까지 심해져 영동 S병원에서 종합검진을 받은 결과 만성 신증후군으로 판명되었다. 검사상 요단백이 4+(++++), 요잠혈은 1+(+)로 검출되었다. CR(크레아티닌)이 1.1mg/dl, BUN(요소질소)이 28.5mg/dl로 나타나 곧바로 전문치료를 시작하였다.

하지만 치료를 시작하고 상당한 기간이 지나도 크게 좋은 반응이 없어 결국 스테로이드제제까지 사용하면서 6년 간을 치료하였으나 시간이 갈수록 악화만 될 뿐 차도가 없어 본 한의원에 찾아오게 되었다고 하였다.

전에 급성인 폐경색증을 치료한 예도 있었고, 또 백운당한의원에서 신장병을 전문으로 잘 본다는 지인의 소개로 이미 알고 있었으나 어쩌다 보니 방문하지 못했다면서 이럴 줄 알았으면 벌써 왔어야 했다는 푸념도 하였다. 뿐만 아니라 필자와 잘 아는 분과도 연결이 되어 있기도 하였다.

2005년 5월 1일 본원을 찾았을 때, 나이는 한창인데 비해 전신의 부종도 문제였다. 또 온몸의 원기가 너무 없어 축 처져 있었고, 빈혈증도 완연히 증상이 나타날 정도로 심한 편이었다. 요단백은 4+(++++)였고, 요잠혈은 1+(+)로 만성 신증후군이 심한 편이었다.

일반적으로 12씨앗요법은 1개월 분씩 처방을 하지만 혹시나 염려스럽기도 하여 15일 분을 먼저 처방하였다. 그럴 리는 없지만 상태가 너무 심각한 지경이라 혹시나 싶은 마음에 당분간 조심스럽게 15일 분씩 관찰해가면서 처방하는 것이 좋겠다는 생각이었다.

물론 12씨앗요법은 부작용에 대하여 가장 신경을 쓴 처방이라고 할 수 있다. 아예 부작용이 없다고 자부할 수 있을 만큼이다. 하지만 그래도 신중해야 하는 게 의사의 본분이 아닌가.

그런데 15일 분을 복용하고 5월 23일 재차 왔을 때 검진 결과 요단백 (-)음성, 요잠혈 (-)음성으로 정상 수치라서 본인도 믿기지 않는다면서 혹시 스테로이드제제 투약 때문인가 하고 생각할 정도였다.

하지만 그동안의 정황으로 보았을 때 스테로이드제제 치료를 받는 중에 요단백 4+(++++), 요잠혈 1+(+)가 계속 검출되어 본원을 찾았는데 정상이 나왔다는 것은 확실히 12씨앗요법으로 인한 변화라는 생각이 들었다고 했다.

그래서 다시 15일 분을 처방하고 상태를 예의 주시하기로 하였다. 역시나 6월 9일 세 번째 방문 시 검진 결과도 정상 상태를 유지하고 있어 15일 분을 같은 방법으로 처방하고 끊임없이 계속 치료하라는 부탁을 했다.

6월 25일 네 번째 검진 결과 역시 전과 같은 정상으로 본인도 놀라고 필자 역시 정말로 신기하다는 느낌을 가지게 되었다.

환자의 말로는 증상이 개선되는 것을 느끼고 이미 5월 말경에 스테로이드제제를 끊었다고 하며, 치료에 대한 자신감과 희망이 넘쳐 보였다. 약은 이제부터 한 달 분씩 달라는 요청에 1개월 분을 처방하였다. 1개월 후인 7월 23일에는 이전보다 훨씬 건강하고 여유 있는 모습으로 나타나 그를 바라보는 필자 역시 흐뭇함과 뿌듯한 보람을 느끼게 했다. 이날의 검사 결과 역시 모두가 정상 수치였다.

계속해서 투약을 하고 10월 20일에는 병원 검사에서도 정상이었고, 2006년 1월 21일 검진에서도 계속 정상이었다. 병원 검사 역시 모두 정상 수치였고, 본인이 느끼는 건강 상태도 완전히 회복되어 연속하여 3개월 정상 수치가 계속되었기에 정상 소견으로 치료를 종결하였다.

CASE **24**

만성 사구체신염에서 회복된 후
결혼도 하고 아기도 낳아 행복하게 살고 있는 사연

⊙ 김○○(여, 26세), 경남 통영시 거주, 최초상담일 2005. 5. 14

NAME	SEX	AGE	CHART NO.	DATE
김	F. 25		70134	200 5. 5. 5.

BIOCHEMISTRY / ELETROANYLYSIS

◇creatinine	0.6~1.3	0.7 mg/dl	◇HbA1c		C. S
◇Uric acid	2.6~7.2	mg/dl	◇H.pylori test		P. W

HEMATOLOGY / URINALYSIS

◇W.B.C	540 10⁴/ℓ	◇E.S.R mm/hr	◇Color-APP	llow- clea
◇RBC	3.84	◇Blood group	◇P.H	6.0
◇Hb	12.6 g/dl	FECES	◇Occult blood	+H

성명: 김 (M (F))26, 만성사체신염 2005. 5. 14

검사종류	C.R	BUN	uricacid	portain	albumin	WBC	RBC	T.P	비고란
참고치 날짜	0.6~1.4	10~26	3.0~7.0	음성	3.3~5.2	4.0~10.0	4.0~5.4	6.0~8.2	
				〈2005년5월19일본전편료거서〉					
2005 5.14				+		++			병전검사
9.3				±		+			
2009 9.23				−		−			
10.5	병원검사 전화통보			−		−			

※ 연속하여 5개월 복용하고 검사를 해보니 아무것도
출단하고 정상이르행어 운동으로 편지하면서 재
발50이 완치돈하게되였고 그후 2009년
9월23일 리건사게절반에 내원하면은(4)
그동안 결혼을하고 예분이아 까지 출산하여
흥이 안고 있다. 상격도타고 엄려스러워진래
병원검사에 검상이지만 여재정으로 1개월
은유 복용하겠다르르것이다

정상 완치

23세 때 종합검진을 받으면서 사구체신염이 발견되었다. 그 이후 거주지 인근의 병원 전문의에게 꾸준히 치료를 받아왔으나 전혀 호전의 기미가 보이지 않았던 것이다. 그러던 차에 우연히 필자가 출연했던 TV방송을 보고 본원으로 2005년 5월 14일에 내원하였다.

당시 요단백은 1+(+)였으며, 요잠혈은 2+(++)로 측정되었다. 상당한 부종도 관찰되었다. 혈압은 90/60$mmHg$으로 가끔 머리가 약간씩 아프고 어지러울 때도 있다고 했지만 허약한 체질은 아니었다.

12씨앗요법을 1개월 단위로 투약하기로 하고 우선 2개월 정도를 복용하도록 하였다. 하지만 1개월 정도 더 투약한 후 경과를 보기로 하여 3개월째에 검사를 해보았다. 아니나 다를까 생각했던 대로 정상 수치로 나타났다.

그런데 4개월째는 요단백은 정상인데 요잠혈은 다시 1+(+)가 검출되었다. 하지만 다음 달 검사에서 요잠혈이 정상 수치로 나타나 본인 스스로 복약을 끊고 식이요법과 운동으로 관리하면서 재발을 막고 완치를 하게 되었다.

그리고 세월이 제법 흐른 2009년 9월 23일 3년 4개월 만에 본원에 다시 찾아왔다.

그동안 결혼도 하고 여자 아기를 낳아 데리고 왔다. 아이도 낳고 했지만 그동안 별 증상은 없었으나 산후 염려와 신장도 염려되어 왔다고 했다.

물론 병원에서 검사를 해본 결과 신장 검사에서 모두 정상 수치가 나왔지만 그동안 치료를 마친 지도 오래 되었고 또 아이도 낳고 하여 혹시나 하는 마음에서 관리하는 차원으로 1개월 정도 약을 복용할 수 없겠느냐고 물었다.

12씨앗요법 1개월 분을 처방하여 주었다. 그 이후 전화를 통하여 계속 정상 상태가 유지되고 있다고 말하며, 아기도 예쁘게 잘 자라고 있다고 많이 좋아했다.

CASE 25

당뇨 30년 합병증이 부른 만성 신장염이
12개월 만에 치료된 사연

⊙ 이○○(남 69세), 경기도 성남시 거주, 최초상담일 2004. 8. 16

2004. 8.16

검사종류	C.R	BUN	uricacid	portain	albumin	WBC	RBC	T.P	비고란
참고치 날짜	0.6-1.4	10-26	3.0-7.0	음성	3.3-5.2	4.0-10.0	4.0-5.4	6.0-8.2	

성명: 이   Ⓜ F 병. 만성신장염, 경기도성남시

당뇨병 30년 지병으로 신장질환 이백성동아 심장질환이 있어 강남담원병원에 4~5년간 치료중에 있음

2004/06/25 15:45
Urea nitrogen   19.4 mg/dL
Creatinine   < * 1.33 mg/dL
Occult Blood   H+
Protein   ++

《2004년 8월16일 본원진료개시》

04. 8.16		++			+		본원진료개시
11. 9.16		±					
〃 10.2		—			—		
11. 11.20		—			—		
11. 12.27		±			—		
05. 2.12		±			—		
11. 3.15		—			—		

2005/04/19 Occult Blood   Neg
PH   5.5
Protein   Neg   병원검사 정상
Urea nitrogen   * 27 mg/dL   〃 정상
Creatinine   * 1.53 mg/dL

검사의뢰일: 20050706 BUN   19.10   정상
Creatinine   1.47
Protein   H
Blood   —

2006/01/17 Urea nitrogen   * 22.3 mg/dl   정상
Creatinine   1.19 mg/dl
Occult Blood   Neg   정상
PH   6.0
Protein   Neg

정상 완치

백운당한의원

이 환자는 당뇨병으로 30년 고생 끝에 합병증으로 신장염을 앓게 된 경우였다. 게다가 심장병증까지 있어 이중병고를 앓고 있었다. K성모병원에서 5년여 동안 신장병 전문의 치료를 받아왔으나 별다른 진전도 없고 오히려 점점 병세는 나빠지고 있고 마음도 약해져 절망감마저 들어 심히 사는 맛이 안 난다고 했다.

마침 지인의 귀띔으로 백운당한의원에서 신장병을 잘 고친다는 말을 듣기는 했지만 사실은 실감이 나지 않아 망설이다가 종합병원에서도 고칠 수 없고 치료해도 진전이 없으니 도리가 없다는 심정으로 내원을 했다고 했다.

2004년 8월 16일 처음 방문했을 때 당뇨병을 오랫동안 앓고 있고 연세도 있는지라 몸도 약해 보였다. 신경도 예민하다 못해 날카로운 상태였고, 소화기능도 약했다. 특히 대장 기능도 약하며 무척 냉한 터라 식사를 하면 몇 시간이 지나도 소화가 덜 된 듯 더부룩하고 가스가 차서 자주 머리가 무거우면서 어지럼증까지 일어난다고 했다.

진찰을 다하고 여러모로 검토를 하니 신장병 자체도 어려운 데다 당뇨병이 30년이나 된 합병 증상이라 심히 염려가 되었다. 그러나 치료를 안 할 수도 없는 상황이라 12씨앗요법으로 1개월 분을 처방하고 다음 상태를 지켜보기로 했다. 그리고 9월 16일 정확히 한 달 만에 내원을 하였다. 약을 잘 드셨느냐고 물었더니 "3일 전에 병원에서 검사를 하고 왔는데, 약간 좋은 반응의 검사 결과가 나왔다."고 했다. 특히 누렇던 얼굴에 화색이 돈다고 친구들뿐 아니라 아내까지 말을 하니 기분이 좋다고 했다.

일단 효과가 있는 것으로 판단되어 계속해서 1개월 분을 처방했다. 그러면서 식이요법의 중요성도 다시 한 번 일깨워드렸다.

10월 21일 3번째 방문 시에는 여러 가지 변화가 있었다. 예전 혈압은 90/60mmHg이었는데 120/80mmHg으로 좋아졌고 심하지는 않았으나 요단백과 요잠혈이 모두 음성으로 정상으로 나왔다. 그리고 원기도 회복되어가고 있었으며, 우선 약을 먹으면 소화가 잘 되어서 좋다고 했다.

약은 하루도 빠짐없이 열심히 드시고 검사 결과도 계속 음성 상태였는데 8개월 만인 7월 6일 병원검사에서 요단백이 1+(+)로 검출되어 서로가 놀랐다.

원인분석을 해보니 유행성독감을 약 10일간 심하게 앓고 난 뒤였다. 7월 12일 내원 시 검사에서 (±)정상범위로 나타나 안심이 되었고, 본인도 안정감을 되찾았다. 9월 22일 내원 시에는 모두 정상으로 돌아왔고 2006년 1월 10일 병원검사에서 결과가 모두 정상 수치였다.

약은 12개월 복용으로 종결되었고, 2007년 5월 23일 검사에서도 정상이었다. 당뇨병까지 치료가 되었으면 하는 아쉬움을 남긴 채로 치료를 종결하였다.

협심증, 고혈압, 고지혈증, 그리고 만성 신장염…
그래서 치료가 더 어려웠던 사연

⊙ 남○○(여, 64세), 서울시 영등포구 거주, 최초상담일 2005. 12. 10

성명: 남			(M (F) 64. 만성신장염, 신증후군, 사구염증후					2005. 12. 10	
검사종류	C.R	BUN	uricacid	portain	albumin	WBC	RBC	T.P	비고란
참고치 날짜	0.6-1.4	10-26	3.0-7.0	음성	3.3-5.2	4.0-10.0	4.0-5.4	6.0-8.2	
2005 12.10				++			+		
2006 1.17									
5. 13				−			−		
1.25				−			−		

甲此綜橡絡恢下庭, 俠心庭, 高血症, 高脳血症, 腰痛,
血脂視れ4亢, 清胆全身多有. 尊疾恙に 前에 항오手術
也川에 것는상태임

《2005년 12월 10일 분원진료까시》

정상완치

答 4개월 복용으로 완치 종결되었음

백운당한의원

$20$05년 12월 10일 겨울의 한복판에서 친척의 권유로 내원한 환자였다. 외형적으로 봐서도 전신 부종 때문에 매우 힘들어 보였다. 오기 전 이 병원 저 병원에서 검진해 본 결과 협심증, 고혈압, 갑상선기능저하, 고지혈증, 동맥경화 초기에 만성 신장염 등 참으로 다양한 증세들을 가지고 있었다.

때문에 고혈압 약과 협심증 치료제를 복용 중에 있었다. 체중도 꽤 나가는 편이었고, 부종까지 있으니 더욱 힘들어 보였다. 혈압까지 140/95mmHg으로 약간 높은 편이었다. 만성 신장염에 신증후군에 속한 상태로 볼 수 있었다. 요단백은 2+(++), 요잠혈은 1+(+)로 나타났다.

12씨앗요법을 다른 사람보다 강도를 높여 1개월 분을 처방하고 식이요법의 중요성을 말씀드리고 반드시 지켜야 된다는 주문을 하였다.

2006년 1월 17일 재차 내원하여 진찰한 결과 생각 외의 좋은 결과가 나타났다. 본인이나 가족들이 이구동성으로 약도 연대가 맞고 은인을 만난 것 같다고 너무 좋아했다고 했다. 몸의 부기가 빠지니 우선 마음 놓고 걸을 수가 있어서 살 것 같다고 좋아했다. 요단백은 정상에 속하는 (±)정상 범위였고, 요잠혈 역시 (-)음성으로 정상 수치였다.

5월 23일 3번째 본원을 찾았을 때는 얼굴에 화색이 돌고 여느 건강인과 다를 바 없었다. 검사에서도 요단백과 요잠혈 모두 계속해서 정상 수치가 유지되고 있었다.

그런데 뜻밖의 요구를 하는 게 아닌가! 얼마 전만 해도 신장염은 고칠 수 없다 하여 걱정이 많았고 신장만 나으면 더 바랄 게

없겠다던 분이 갑자기 그 사실은 잊어버리고 이제는 아픈 허리를 고쳐달라고 주문했다. 필자의 판단 역시 신장질환은 이제 더 이상 크게 걱정하지 않아도 되겠다는 생각을 하였다.

그 후 7월 25일 방문 시 모든 신장 검사 수치에서 요단백 (-)음성, 요잠혈 (-)음성으로 정상이었다. 때문에 요통을 치료하는 처방과 12씨앗요법을 병행하여 1개월 분을 투약했다. 한 달 후 병원에서 검사를 해보니 정상이라 하여 기쁘고도 가벼운 마음으로 전화를 했다고 했다. 계속해서 정상 소견을 보이기에 약을 중단하고 완치 종결하였다.

만성 신증후군을
가볍게 이겨낸 사연

◉ 박○○(여), 서울시 동대문구 거주, 최초상담일 2005. 11. 2

성명: 백			(M F)여, 만성 신증후군			서울시 동대문구		2005. 11. 2	
검사종류	C.R	BUN	uricacid	portain	albumin	WBC	RBC	T.P	비고란
참고치 날짜	0.6-1.4	10-26	3.0-7.0	음성	3.3-5.2	4.0-10.0	4.0-5.4	6.0-8.2	

성라오한병원에 (통원시) 입과고 증사차 그리 어렵치 입원치료를 해왔고
현재돈 (4가후증) 입과고 요양백이 4+가 되고 요단백시 1+ 됐다
(2005년11월2일본원의뢰검사)

2005 11. 2			++++					+	본원최근건사수처
12. 15			±±				=		
06. 2. 9			=				=		
4. 3. 9			=				=		
5. 8			=				=		
8. 10 (통증과 기관지염 치유효)			+				=		
07. 1. 13			=				=		
4. 9			=						
12. 2	병원검사 정상 전화홍보				정상 종결				

백운당한의원

평소 체격이 좋은 편이었지만 과로하거나 잠을 자고 나면 손발과 얼굴에 약간 부기가 있었다. 그러나 낮에 활동을 하고 나면 정상으로 돌아오는 정도라 그저 무심코 넘기며 등한시 했다.

그런데 어느 날 갑자기 부종도 심해지고 숨도 차고 해서 인근의 S병원에 입원하여 치료를 하고 난 후 좋아지는 듯하여 퇴원하였으나 얼마 되지 않아 같은 증상이 다시 나타나 재입원하여 검진을 해본 결과 만성 신증후군이라는 진단을 받은 경우였다.

진단을 받으면서 치료 겸 좀 쉬려는 생각으로 며칠 입원 치료를 받았고, 그 후 계속하여 통원치료를 하였으나 심히 눈에 띄는 증상은 없지만 시간이 갈수록 몸 상태는 회복되지 않자 지인의 소개로 필자로 찾아왔다. 그것이 2005년 11월 2일이었다.

본원에서 진찰한 결과 혈압은 110/80mmHg으로 양호한 편이었다. 다만 고지혈증에 대장이 냉하고 약했다. 가스가 많이 차 헛배가 부르고 변도 부실했다. 무엇보다 전신에 부종이 상당히 나타나 있었다.

소변 검사 결과 요잠혈은 흔적만 보이는 상태였고, 요단백은 최고치인 4+(++++)로 검출되어 12씨앗요법으로 1개월 분을 처방하고 약 복용 후 다시 한 번 보자고 하였다.

그 후 12월 15일 방문 시는 상당히 호전되어, 거의 정상이었고 몸의 부기도 많이 빠져 있었다. 다시 2006년 2월 9일 검사에도 정상이었으며, 3월 9일 역시 정상, 5월 8일도 정상이었다.

그런데 8월 17일 검사에서는 요단백이 1+(+)로 검출되어 원인을 알아보니 기침을 동반한 감기로 며칠간 고생한 뒤였다고 했다. 하지만 8월 17일 처방한 1개월 분을 복용하자 몸의 상태는 좋아졌다.

그 후 개인적인 사정도 있어서 임의로 약 복용을 중단했다.

그런데 2007년 1월 13일 다시 방문했길래 검사를 해본 결과 신장은 여전히 정상 수치였다. 하지만 다시 1개월 분을 복용하겠다며 주문을 하여 처방을 하였다.

1개월을 복용한 후 또 약을 중단하고 있다가 4월 9일에 다시 찾아왔다. 다시 검사를 해본 결과 역시 정상이어서 이 정도면 약을 더 이상 복용하지 않고 관리만 잘 하시라는 권유를 하였는데도 1개월만 더 복용하겠다는 의견에 따라 처방을 하였다. 그 후 모든 검사에서 정상 수치를 보여 치료를 종결했다.

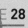

한창 일할 나이에 찾아온 만성 사구체신염
씨앗요법으로 효과보고 뛸 듯이 기뻐한 환자 이야기

⊙ 김○○(남, 59세), 서울시 성동구 거주, 최초상담일 2008. 11. 18

2008. 11. 18

성명: 김		(M) F) 59. 만성 사구체신염					서울시. 성동구	
검사종류	C.R	BUN	uricacid	portain	albumin	WBC	RBC	T.P	비고란
참고치 날짜	0.6-1.4	10-26	3.0-7.0	음성	3.3-5.2	4.0-10.0	4.0-5.4	6.0-8.2	

59세 A 병원에서 2년간 치료중임 C.R과 BUN은 정상범주
에 있음. protein + RBC H 이며 효과가 없음에 피곤해서
피로감이 점점커진때 숨쉬기도 피곤함을 느끼고있음

〈2008년11월18일 본원진료개시 〉

2008 11. 18				+			++		
12. 22				—			+±		
09. 1. 29				—			+		
". 3. 16				—			+±		
". 4. 20				—	정상		±	정상범주	
". 5. 25				—			±		
". 6. 23				—			—	정상	
". 8. 1				—			—		
". 9. 6				—			—		
". 10. 8				—					

정상 완치

백운당한의원

이 환자는 서울에 있는 A종합병원 신장 전문 내과에서 2년 동안 치료를 받아왔으나 증상에는 전혀 차도가 없었다. 그렇다고 해서 특별한 다른 방법이 있는 것도 아니고 달리 어쩔 도리가 없다는 생각에서 치료를 열심히 받고 있던 중에 지인으로부터 본원이 신장병을 잘 본다는 말을 듣고 찾아왔다고 했다. 마침 종합병원 검사 결과지를 가지고 왔기에 검토해 본 결과 만성 사구체신염이었다.

2008년 11월 18일 초진을 하면서 치료를 시작했다. 당시 건강 상태는 고혈압에다 신경은 예민하고 날카로운 편이었다. 소화기능은 약했고 과음으로 인하여 전신에 피로감이 누적된 상태였다.

이날 혈압은 130/75mmHg였고 당시에도 병원에서 처방받은 혈압강하제를 복용 중에 있었다. 다행히 CR(크레아티닌)과 BUN(요소질소) 수치는 정상 범주에 있었고, 요단백은 1+(+)이고 요잠혈은 2+(++) 정도였다.

12씨앗요법인 과립형의 한약을 1개월 단위로 시작하여 처방을 하고 다음 달 처방 시 증상 변화를 지켜보기로 하였다. 두 번째 내원했던 12월 23일 재진을 하고 소변검사를 해본 결과 요단백은 정상 (-)이었고, 요잠혈은 1+(+)로 약간 강한 상태였으나 줄어드는 변화가 보였기 때문에 본인과 보호자는 뛸듯이 기뻐했다.

계속해서 종전과 같은 방법으로 투약을 계속했다. 그리고 그 이듬해인 2009년 1월 29일 내원 시 검사에서는 요단백은 (-) 정상이었으며, 요잠혈은 약간씩 줄어들고 있어 1+(+)였다. 3월 6일 검사에서는 요잠혈이 흔적만 보이는 (±)로 정상 범주에 들었다. 다시 4월 20일 검사와 5월 25일에서 요단백은 (-)정상, 요잠혈은 (±)흔적 혹은 정상범위였는데 6월 23일 본원의 검사에서는 6월 4일 병원검사에서 나온 결과처럼 모든 항목에서 완전 정상 수치로 돌아왔다.

환자 본인도 병원 검사 결과에서 새삼 기뻤는데 본원에서 실시한 검사에서도 같은 정상 수치가 나와 솔직히 믿기지가 않는다고 했다. 병원에 갈 때마다 신장은 치료가 어렵고 현상유지만 되면 더 이상 바랄 것이 없다는 말을 수없이 들어왔던 터였다. 그래서 나이도 한창 활동할 나이인데 신장질환이 악화되어 투석을 하면 어쩌나 늘 걱정하며 정신적 압박을 받아왔다고 했다. 이제는 그런 걱정이 없어져 너무 기쁘다고 했다. 현재 몸 상태도 최상이라며 연신 고맙다는 인사를 했다.

본원의 치료 지침은 3개월간 연속하여 모든 항목에서 정상 수치가 유지될 때는 약을 끊고 이후의 변화를 지켜본다. 그래서 2009년 10월 8일 마지막 처방을 하고 약을 복용한 후, 환자가 있는 인근의 병원에서 검사하고 결과만 알려달라는 부탁을 하였다.

얼마 후 검사에서 아무 이상이 없다는 연락을 해옴으로써 필자도 정상 완치되었다는 판단을 내리고 치료를 종결하였다.

만성 신부전증이 완쾌된 뒤에도
신장 수치를 알려주며 고마움을 전하는 사연

⊙ 이○○(, 56세), 충북 청주시 거주, 최초상담일 2003. 10. 20

2003. 10. 20

성명: 이	(M Ⓕ)56. 만성신부전증. 충북 청주시								
검사종류	C.R	BUN	uricacid	portain	albumin	WBC	RBC	T.P	비고란
참고치 날짜	0.6-1.4	10-26	3.0-7.0	음성	3.3-5.2	4.0-10.0	4.0-5.4	6.0-8.2	

현재증상 (병원치료과정과검사자는 저침하지 안으심)

청주 병원에서 만성신부전증으로 관리되어 7개월간 치료를 받다가 충○병원으로 옮겨 1년간 치료를 받던 중 합병증이 생겨 입원치료 했고 고혈압과 고지혈증이 지방간도 있었다. 四분기 심장혈관계 질환으로 지나친 운동부족이 원인이 되어 비대한 체중에 부종이 점심에 있었다.

<2003년 10월 20일 본원진료개시>

2003 10.20			++			+++			
03.11.26			++			++			
04.1.19	병원검사 (정확통보) 조금 낮아진 상태로 잔뇨지 된다고 함								
11.8.28									
11.9.19			=	정상		=	정상		
2010. 1.23									

추.2003년10월20일시작하여 2004년9월까지
7개월 복용으로 종결됨
정상 3회)

백 운 당 한 의 원

환자의 거주지인 청주의 한 병원에서 종합검진을 받은 결과 만성 신부전으로 판명되어 7개월간 치료를 받다가 소개를 통해서 J병원으로 옮겨 2년간 치료를 받아오던 중 방송을 보고 본원을 찾아왔다고 했다.

2003년 10월 20일에 실시한 본원 진찰 결과 만성 신증후군에 만성 신부전으로 진행된 상태에서 빈혈증이 심하고 어지럼 증상까지 동반하여 심한 고통은 물론 부종도 심했다. 게다가 고지혈증, 지방간까지 있는 상태였다.

본원에서 소변검사를 해본 결과 요단백 2+(++), 요잠혈 3+(+++)가 검출되었고 몸 전체의 건강 상태는 심각해보였다. 빈혈증으로 병원에 입원까지 할 정도였다.

여러 가지 상황을 감안하여 12씨앗요법으로 1개월 분씩 2개월을 복용하고 2004년 1월 19일 기존에 치료하던 병원에서 검사를 받아본 결과 조금씩 요단백과 요잠혈도 줄어들고 상태가 잘 유지되고 있는 것으로 나타났다. 결국 좋은 반응이란 뜻이었다.

그 후 연속하여 2개월을 복용하고 검사를 받지 않은 상태에서 임의로 복약을 중단하고 있다가, 7월 말쯤에 다시 본원에 방문하여 치료를 시작하고 8월 28일에 원래 다니던 병원에서 검사를 하였는데 요단백이나 요잠혈이 모두 정상 (-)이란 결과가 나왔다고 소식을 전해왔다.

그리고 9월 17일 본원에 직접 방문하여 실시한 진찰과 소변검사에서 역시 모두 정상 수치로 나와 치료를 종결할 수 있었다.

하지만 본원의 치료는 종결이 됐지만 매년 중간 중간 병원검사를 하고 전화로 결과를 통보는 해주고 있었다. 그 후에 실시한 병원 검사에서도 계속하여 이상이 없고 모두 정상으로 나온다며 좋아했다.

그런데 6~7년이 지난 후인 2010년 1월 23일 갑자기 방문하여 혹시 증상이 재발이 되지 않았나 하고 심히 염려를 하였는데 신장에 대한 검사에서는 그때까지도 정상이었다. 다만 그동안 목디스크로 요추마저 나빠져 수술을 하고 나니 다시 어지럽고 오심도 있고 원기가 없어 전신이 나른하여 보약을 처방 받고자 방문했다고 했다.

CASE 30

만성 사구체신염 고통에서
비교적 가볍게 벗어난 사연

⊙ 김○○(남, 25세), 부산시 남구 거주, 최초상담일 2004. 5. 14

2004. 5. 14

성명: 김	(M) 짠 만성사구체신염			부산시 남구				
검사종류	C.R	BUN	uricacid	portain	albumin	WBC	RBC	T.P	비고란
참고치 날짜	0.6-1.4	10-26	3.0-7.0	음성	3.3-5.2	4.0-10.0	4.0-5.4	6.0-8.2	

현재증상 오래전부터 건강검진시 RBC만 계속검출되어 병원 신장검사내과에서 종합정밀검사로 만성사구체신염으로 진단되고 신경이 예민하며, 신경성 요하혈액이 계주 있었다. 허리 좌우 견갑통까지 약간있다함. 내성적인 성격

《2004년 5월 14일 본원진료개시 》

2004 5. 14				—)			++		
6. 14				—) —정상—			+		1개월후
7. 14				—)			—		2개월후
09. 1.31	혈전검사(전체종목) 모두정상이라함								

정상완치

백 운 당 한 의 원

2년 전부터 소변검사를 하면 요단백은 검출되지 않았지만 요잠혈이 2+(++)로 계속 검출되어 왔다고 했다. 게다가 감기가 들거나 피로할 때는 요잠혈이 3+(+++)로 높은 수치가 검출 되었다. 평소 소화기능은 원활하지 않아 항상 얼굴색이 누렇고 누가 봐도 허약해 보일 정도였다. 특히 간 기능마저 좋지 않다는 병원 진단을 받았다고 하였다.

신경 역시 예민하고 내성적인 성격에 말수가 적은 편이었다. 다행히 부기는 거의 없었고 혈압은 100/60mmHg 정도였는데 때로는 90/50mmHg 정도로 떨어지며 어지러울 때도 있다고 했다.

2004년 5월 14일 본원에 내원하였고, 12씨앗요법인 과립형 약으로 1개월 분을 처방하였다. 약을 충실히 복용하고 6월 14일 재차 내원하였을 때 검진해 본 결과 요잠혈은 1+(+)로 50%가 줄어들어 있었다. 무엇보다 소화도 잘 되고 피로도 훨씬 나아졌다며 너무나 좋아하는 바람에 덩달아 필자도 흐뭇했다.

계속하여 1개월 분을 처방하여 투약하면서 방심하지 말고 식이요법을 철저히 지켜 계속 좋아지도록 노력하라고 부탁을 드렸다.

그동안 수많은 환자들을 경험해 본 바에 의하면 아직 나이가 젊기 때문에 좋아졌다고 하면 방심을 하게 되고, 그로 인한 나쁜 결과는 환자 자신에게 돌아가기 일쑤였다.

세 번째 내원일은 7월 24일이었는데 요잠혈이 (-)음성으로 검출되었고 건강 상태도 더 많이 좋아져 있었다. 다음 1개월 분은 내원하지 않고 병원 결과만 알려주면서 약을 주문하겠다고 하여 택배로 약을 보내 주었다.

대체로 다른 사람보다 효과가 빠른 편이라 4개월 분을 복용하고 나서 얼마 지난 후 종전에 치료를 받아왔던 병원에 가서 종합적인 검사를 받도록 하였다. 그 결과 모든 항목에서 정상 수치가 계속 유지되고 있었고, 사정상 복약은 계속 할 수 없다고 하여 치료를 종결하였다.

몇 년 후인 2009년 1월 31일 증상은 없었지만, 행여나 하는 마음에 다시 병원 검사를 받아 보았는데 여전히 이상이 없는 것으로 나왔다는 소식을 전해오기도 했다.

한창 성장기에 있는 소아청소년기에 발생하는 신장질환은 더 무섭다.
신장질환을 치료하기 위해 활용하는 스테로이드제제가
성장을 방해하고 돌이킬 수 없는
각종 부작용을 초래하기 때문이다.
이러한 소아청소년기에 발생한 신장질환을
부작용 없이 이겨낸 사례를 모아봤다.

PART 06

신장병의 고통에서
벗어난 사람들

– 신장병 한방 치료 사례(소아청소년편) –

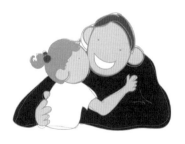

CASE 01

코피와 만성피로를 달고 살던 아이가
망막이상성 만성 신장염 이겨낸 사연

⊙ 김○○(여, 13세), 경기도 성남시 거주, 최초 상담일 2004. 8. 20

2004. 8. 20

성명: 김			13 M	F 망막이상성 만성신장염. 성남시 분당구					
검사종류	C.R	BUN	uricacid	portain	albumin	WBC	RBC	T.P	비고란
참고치 날짜	0.6-1.4	10-26	3.0-7.0	음성	3.3-5.2	4.0-10.0	4.0-5.4	6.0-8.2	
99.8.20	0.6	11.3	3.8	+++	4.9	1.3	+++	7.1	병원검사
99.8.3	5	8	4.1	+++	4.8	1	+++	6.7	병원검사
02.8.1	0.7	10.1	3.8		4.8	5.7	+++	7	병원검사
04.7.1	0.58	7.0	3.3		4.7	6.81	++		병원검사

【등록번호】 07235042
【성 명】 김

수치검사결과

1999-08-20 Blood		/㎕		250 +++	
1990-08-31 Blood		/㎕		250 +++	병원검사
2002-08-01 Blood		/㎕		50 ++	의뢰중임
2004-07-01 Blood		/㎕		50 ++	

《 2004년 8월 20일 본원진료 》

04.8.20	본원에 투약시작						+++		
05.1.3	0.63	7.3	4.3	±	4.5	5.79	+	7.0	병원검사
05.7.22	0.65	7.2	5.4	−	4.5	6.28	+	6.0	병원검사
05.8.13				−			±		본원검사
05.12.28	0.77	10.1	5.1	−	4.6	6.02	±		병원검사
06.7.26	0.76	10.1	5.0	−	4.2	6.33	−	7.2	〃
06.8.10	0			−			−		본원검사
07.3.3				−			−		〃
07.6.12				−			−		〃
07.8.10	0.77	9.0	5.3	−	4.7	7.28	무반응		병원검사

병원검사 의뢰중임

모두정상 완치

백 운 당 한 의 원

평소 체질이 허약한 아이였다. 빈혈이 있고, 위와 장이 약해 소화가 원활하지 않은 상태에서 면역력도 떨어져 자주 코피를 흘리고, 쉽게 피로해 하였다. 물론 안색도 누렇고 몸에 약간의 부기까지 나타나 S의료원을 찾았더니 조직검사와 진찰 결과 망막이상성 만성 신장염이라는 진단을 받았다. 이후 상당기간 동안 치료를 받아 왔으나 이렇다 할 진전이나 변화가 보이지 않았다.

TV에서 한의사의 신장질환 치료에 대한 방송을 본 적이 있고, 친구에게도 한방약으로 신장병을 잘 고치니까 한의원을 찾아보라는 권유를 받았지만 선뜻 내키지 않았다. 양방 의사들로부터 한약을 먹으면 크게 해롭다는 말을 자주 들었기 때문이었다.

그렇다고 현실적으로 묘책이 있는 것도 아니었다. 당시 받고 있던 양방 치료도 신뢰가 가지 않았다. 그러다 딸의 병을 꼭 고쳐야 되겠다는 부모의 절박한 마음은 결국 한방 치료로 기울었고, 2004년 8월 20일 내원하게 되었다.

그동안의 과정을 듣고 진찰과 검사를 해보니 나이에 비해 허약한 데다 먹는 것도 부실하여 체력은 최하위에 속했다. 요단백은 1+½(+½)였고 요잠혈은 2+(++)였다. 누렇게 된 안색에 온몸은 푸석푸석하였다. 12씨앗요법과 동시에 침향을 각각 1개월 분씩 처방을 하고 예후를 지켜봤다. 그 결과 1개월 후부터 현저하게 효과가 나타나기 시작하면서 몸에서 부기도 많이 내리고 병원에서의 검사 수치도 좋은 결과가 나왔다.

요단백이 (-)정상으로 정상 수치였고 요잠혈은 (±)정상범주로 역시 90% 정상 수치였다. 계속해서 4개월 정도까지 모두 정상으로 잘 유지되었으나 2005년 1월 15일 진찰 결과 요단백은 정상이나 다시 요잠혈이 1+(+)로 검출되어 심히 염려가 되었다.

그러나 그것도 잠시, 이후로는 계속 좋은 상태가 지속되었다. 원인은 독감으로 인하여 일시적으로 상태가 악화되었던 것이었다. 하지만 그마저도 쉽게 회복됐다. 한두 번은 요단백이 정상치에서 (±)정상범주 정도로 나타났으나 크게 변동 없이 호전되어 갔고 몰라보게끔 건강 자체를 회복하면서 식사량도 많이 늘어났다.

그 후 장기간 병원 검사에서 정상으로 유지되어 이제 치료를 마쳐도 될 것 같다고 부모에게 알렸다. 하지만 부모의 마음은 걱정이 되었나보다. 이참에 아예 뿌리를 뽑겠다고 했다. 12씨앗요법이 독성과 부작용이 없고 오히려 간 기능을 돋워주고 소화기능에도 도움을 주므로 계속 써오던 침향과 같이 예방과 치료를 겸해서 얼마간 더 주문했다.

최종적으로 S의료원에서 종합적인 검진을 받아본 결과 모두 정상이란 결과가 나왔으므로 치료를 종결하게 되었다.

CASE 02

3곳의 종합병원에서 고치지 못한
만성 I.G.A 사구체신염을 한방으로 한방에 고치다!

⊙ 안○○(남, 6세), 서울시 동대문구 거주, 최초 상담일 2001. 5. 8

서울시동대문구 2001. 5. 8

검사종류	C.R	BUN	uricacid	portain	albumin	WBC	RBC	T.P	비고란
성명: 안 (M) F) 6세 만. I.G.A 사구체신염									
참고치 날짜	0.6-1.4	10-26	3.0-7.0	음성	3.3-5.2	4.0-10.0	4.0-5.4	6.0-8.2	

3년동안 종합병원 신장전문의를 3곳으로 옮겨다니면서
치료를 받았으나 진전이 없는 상태 였다함

스테로이드 제제는 사용을 반대 했고 계속하여 도삼병
1년뒤 도장형은 3+ 검출되었다함 (protein+ . RBC+++)

《2001년 5월 8일 본원진료》

본원소변검사				+			+++		
2001 5월28일				±			++		
6월4일				±			++		
6월11일 6월18일 6월25일				− ± −			+ + +		
1월2일				−			±		
4월9일 7월26일 8. 23 8. 1 8. 7 8. 14 8. 21				− − − − − −			− − − − − ~		
8. 27				−			−		

그개월검도 치료결과 소변백은 청성되고 도장형만 조금 남아
계속 3~4 개월 투약하면서 조육검상이 유지되었고 병원
검사에서도 정상 (normal)로 나타나 완치종결하였음

남자 아이가 어려서부터 감기에도 자주 걸리고 얼굴이 약간 푸석푸석했다. 엄마도 처음엔 가볍게 생각하였으나 감기가 나은 후에도 약간의 부기가 계속 남아있고 얼굴색도 약간 누렇고 해서 소아과에서 진찰을 받았다.

그 결과 요단백은 소량인 1+(+)였으나 요잠혈은 최고 수치인 3+(+++)가 나왔다. 그 길로 인근의 유명하다는 K의료원 소아신장 전문내과에서 전문의의 진찰을 받은 결과 같은 수치로 판정됐다. 그 후 열심히 치료를 받았으나 진전이 없자 전문의는 조직검사를 하자고 했고, 검사 결과는 만성 I.G.A 사구체신염이었다.

의사는 스테로이드제제 치료를 겸해 하자고 하였지만 일단 거절했다. 마음이 급하고 걱정도 많아져서 혹시나 하는 마음으로 다른 종합병원을 찾게 되었다. 그곳에서 상당기간 치료를 받았으나 역시 반응이 없었다. 결국 다른 종합병원으로 옮겨 치료를 해보았지만 결과는 마찬가지라서 부모의 고민은 더욱 쌓여갔다.

그러다 이웃이 이러한 사정을 알고 백운당한의원에서 신장병을 고친 아이가 있다는 이야기를 꺼냈다. 이웃은 백운당한의원에 가보길 강력하게 권유했지만 '유명하다는 종합병원 3곳을 다녀도 안 되었는데 설마 한의원에서 될까?'하는 생각이 들었다.

그러나 할 수 있는 데까지 다 해도 치료될 기미는 보이지 않고 이제 갈 곳도 없다는 절망감이 들었다. 그렇게 지푸라기라도 잡는 심정으로 마지막으로 희망을 걸어보자고 마음을 바꿔 소개받은 한의원을 찾게 되었다고 하였다.

병원에서는 신장이 나쁜데 한약을 쓰면 신장에 무리가 간다고 하며 절대 한약을 쓰지 못하게 했다고 한다. 그래서 막상 찾아오긴 했지만 한약에 신뢰가 생기지 않고 한숨과 안타까운 눈물만 쏟아냈다.

물론 탕제의 한약은 자칫 신장 환자에게 득보다는 실이 클 수 있다. 하지만 현재 투약하고 있는 약은 12씨앗요법으로 과립형이고, 아무런 독성과 부작용이 없고 오히려 간과 위에 도움이 된다는 설명을 해줬다. 그제서야 한방 치료가 이해가 되고 믿음이 생긴다고 하였다.

그리고 전문적인 많은 임상경험에 대하여 설명을 하자 얼굴에서 긴장의 기색이 사라지는 듯했다. 먼저 1개월 분을 투약하고 나자 우선 소변검사에서 변화가 왔다. 요단백이 (±)정상범주, 요잠혈은 3+(+++)에서 2+(++)로 줄었다. 다시 1개월 분을 더 투약하고 나서는 전과 같은 수치였으나, 3~4개월 후에는 모두가 정상이라는 결과가 나왔다. 아이의 엄마는 너무나 신기해서 전에 다니던 종합병원에 찾아가서 검사를 받고 진찰을 해보았다. 결과는 역시 모두 정상으로 나타나 의사도 다행스럽다고 하여 정상 상태로 완치시키고 종결하였다.

스테로이드제제 부작용에 시달리던 3살 꼬마
만성 신증후군에서 해방!

⊙ 김○○(남, 3세), 경기도 평택시 거주, 최초 상담일 2008. 1. 24

성명: 김   3 (M) F 만성신증후군,   경기도 평택시 2008. 1. 24

검사종류	C.R	BUN	uricacid	portain	albumin	WBC	RBC BLD	T.P	비고란
참고치 / 날짜	0.6-1.4	10-26	3.0-7.0	음성	3.3-5.2	4.0-10.0	4.0-5.4	6.0-8.2	
08.1.18	0.3	9.7	4.7	4+	3.6			5.5	병원검사
08.1.19				4+		8.7	±		병원검사
08.1.24	0.4	9		2+					병원검사

임상병리 LAB 결과

5328401 : 김두형 / 남   주민등록번호 : 050430-349****   Ward : 34-B3456-01

슬림	검체	검사		참고치	단위	구분	08-01-18	08-01-18	08-01-18
	Random Urine	pH		4.5~8.0		N	8		
		Protein		-		T	4+		
		Blood.RBC		-		T	-		
	Urine	Protein		-		T	4+		08-01-19
		Blood.RBC		-		T	±		
	Random Urine	Protein		-		T	2+		08-01-21
		Blood.RBC		-		T	-		

본2007년10월초경상태로이후 재개원예방 인천치료소 이용세 본원사과장으로 호전 3차경로연장치료 스테로이드 트게게로치료중에 본원예료서과됨

《 2008년 1월 24일 본원진료 》

08.1.24	++++	±	본원시(빈공수치)
08.3.22	첫 본원에서 2개월치료후 스테로이드 T에서 3T로줄이고병원검사성		본원치료후3차)
08.4.26	계속스테로이드 해제 후 퇴원수있기 퇴원됨		
08.9.19	3개월복용하고회복상태에따라 손해로이드 해제됨 인체1정으로줄임		(병원검정)
08.10.20	1개월복용하고 스테로이드 해제후 균일 인체 1정으로줄임		(병원검정)
08.12.20	1개월치료 후 스테로이드와 양병양일체 중단		(병원결정)
09.3.2	추가검 안정 통과 하고 검사에서 모두정상		(병원검사)
09.3.31	1개월분을 예기처료로 차했다고 주음 이후 완치총결		
	정상 완치총결		

백 운 당 한 의 원

평소 선천성 알레르기성 소아 기관지 천식증으로 환절기나 감기가 유행하면 자주 병원에 드나드는 아이였다. 그런데 어느 날 갑자기 몸이 붓고 건강상태가 나빠져 2007년 10월 초 A 대학병원에서 검진을 한 결과 급성 신증후군으로 판명됐다.

그래서 입원 치료를 받았지만 크게 진전이 없자 서울 S병원으로 옮겼다. 그곳에서 3차례에 걸쳐 입원 치료를 하고 장기간 통원 치료를 시작했다. 그런데 치료법이라는 것이 스테로이드제제를 투약하는 것이어서 부모 마음에는 못내 염려스러웠다.

부작용도 심하지만 성장판이 닫히고 살만 찌는 현상을 보였기 때문이었다. 그렇다고 해도 다른 특별한 치료법은 없었고, 신장병은 난치병이라는 생각 때문에 부모의 가슴은 늘 무거웠다. 이제 3살밖에 되지 않은 아이를 보면 밤낮없이 걱정이 됐다. 그러던 중 본원을 소개받아 큰 기대를 하고 찾아왔다고 했다.

검진 결과 증상이 심해 보이고 게다가 천식증까지 있으니 딱하기도 하고, 꼭 낫게 해야겠다는 책임감이 들었다. 하지만 무엇보다도 과연 3살짜리가 약을 잘 먹을까 하는 걱정이 앞섰다.

검사 결과는 요단백이 4+(++++)로 다량 검출되었고 요잠혈은 (±)로 정상 범주였다. 세 살임을 감안해 12씨앗요법을 1개월 분씩 신중하게 처방하였다. 그런데 신기하게도 아이가 약을 잘 먹었다. 약 1개월 반 정도 복용하고 나자 눈에 띄게 효과가 나타났다. 얼굴색도 좋아 보이고 생기가 돌면서 아이가 한결 명랑해져서 마음이 놓였다. 부모 역시 신뢰가 생기고 치료가 잘 될 것만 같아 안심이 된다고 했다. 당분간은 병원 치료도 계속 병행하자고 하며 신중하게 예후를 지켜보기로 했다.

3월 22일 내원 시는 4+(++++)였던 요단백이 (-)로 정상 수치가 됐다. 3개월 치료로 스테로이드제제를 5알에서 3알로 줄일 정도로 증세가 호전됐다. 4월 21일, 병원에서 실시한 검사에서도 정상수치가 나왔고, 스테로이드제제를 더 줄일 수 있다고 했다. 9월 19일쯤에는 점점 더 회복되어 스테로이드제제를 하루 1알로 줄였다. 10월 20일에는 이틀에 1알로 줄일 수 있게 되었다. 12월 22일에는 검사 결과 정상인과 다를 바 없는 상태에 이르자 병원에서 스테로이드제제는 물론 처방하던 양방약 일체를 중단하는 결정을 내렸다.

하지만 부모는 또 언제 증상이 악화될지 모른다는 걱정 때문에 마무리를 완벽하게 해야겠다고 했다. 그래서 예방 차원에서 추가로 2개월 분을 복용 시키겠다고 했다. 2009년 3월 2일 종합적인 검진을 한 결과 모든 항목에서 정상 판정이 나왔는데도 마지막 염려로 1개월 분을 더 주문하고 아이에게 먹였다. 3살짜리 귀여운 아이는 그렇게 신장병에서 정상 완치로 종결되었다.

CASE 04

재발에도 포기하지 않고 꾸준한 치료로
만성 신증후군 극복!

⊙ 윤○○(남, 6세), 경기도 부천시 거주, 최초 상담일 2004. 10. 9

환자별 통합검사결과

환자번호: 771626
환자성명: 윤   성별/나이: M/4-59

처방일자 병동 진료과 SLIP명

검사학목명	검채영 결과/ 단위	상태	참고하	참고상	검사일시	처방의 보고일시
Protein(U/A)	(++++)				2003-12-24 10:33/	2003-12-24 10:48
Protein(U/A)	(+++)				2003-12-25 10:57/	2003-12-25 11:13
Protein(U/A)	(+++)				2003-12-26 09:45/	2003-12-26 10:11
Protein(U/A)	(+++)				2003-12-28 11:20/	2003-12-28 11:36
Protein(U/A)	(+++)				2003-12-29 09:21/	2003-12-29 10:00
Protein(U/A)	(+++)				2004-09-30 16:05/	2004-09-30 16:25
Protein(U/A)	(+++)				2004-10-07 10:09/	2004-10-07 10:31

치료전

성명: 윤   6   (M) F 만성신증후군, 초진 2004. 10. 9

검사종류	C.R	BUN	uricacid	portain	albumin	WBC	RBC	T.P	비고란
참고치 남자	0.6-1.4	10-26	3.0-7.0	음성	3.3-5.2	4.0-10.0	4.0-5.4	6.0-8.2	
04. 10.9	초진차 검사			+++			—		
04. 10.21				++			—		
04. 11.4				±			—		
Protein(U/A)	NEG							2004-12-07	2004-12-07
Protein(U/A)	NEG							2005-01-15	2005-01-15
Protein(U/A)	NEG							2005-01-27	2005-01-27

치료후 정상

05. 9.24	재발상태	+++	±	다시치료시 작용
원인: 첫째 더운거서 실증짐사를 돌아 며겨고 둘심 원화 과로으로				
05. 10.15	+++	—
05. 11.20	+++	—
05. 12.15	+++	—
06. 1.18	+++	— 재발후계료
06. 2.18	— 정상
06. 3.20	—
06. 4.22	—
06. 6.3	—
그이후 대학 병원검사에서 정상 불철검사 에이도 계속 정상으로 치료 초결 완료됨		

백운당 한의원

아이가 5살 때쯤인 2003년도 초, K병원에서 종합검진을 받아 본 결과 만성 신증후군으로 판명됐다. 바로 전문의의 치료를 시작했지만 몇 달이 지나도 증상이 그대로이고, 스테로이드제제를 계속 투약하여 부모의 마음은 내내 불안한 상태였다. 신증후군도 문제였지만 어린 나이에 부작용이 심한 스테로이드제제를 장기간 투약하는 것이 마음에 걸렸다.

그때 마침 병원에 다니던 초기에 어떤 이로부터 신장병을 잘 치료하는 한의원이 있다는 소개를 받고 메모한 것이 떠올랐다. 수첩을 뒤적였더니 '백운당한의원'이란 이름만 있고 전화번호가 없어 114에 전화번호를 물어 알게 되어 우선 전화로 상담부터 하고 예약을 했다.

2004년 10월 9일 내원하여 진찰과 검사를 해본 결과 만성 신증후군으로는 심한 편인 요단백이 4+(++++)로 최고 수치였고, 요잠혈은 (-)정상이었다. 전신에 부종이 심한 데다 원래 체형이 비대형이었다. 더구나 병원에서 스테로이드제제 치료를 장기간 받아서 성장은 부진하고 얼굴이 둥글둥글해져 보기에도 딱했다. 요즈음 아이들이 좋아하는 만화영화에 나온 호빵맨의 모습이었다.

체격이나 증상을 참고로 해서 일반인보다 약간 강하게 15일 분을 처방하였다. 14일 분 정도 복용하고 10월 21일 내원하여 검사를 해본 결과는 놀랄 만한 수치였다. 요단백이 4+(++++)에서 절반으로 감소한 2+(++)였다. 오히려 애타게 염려를 해 온 부모님은 의외의 현실에 실감이 나지 않는다고 했다. 이제는 스테로이드제제 투약을 중단하겠다고 했다.

일단 15일 분을 다시 처방해 주면서 스테로이드제제 투약을 반으로 줄이고 15일 후에 다시 결정하자고 하였다. 정확히 11월 4일 3번째 내원 시 검사에서는 요단백이 (±)정상으로 나타났다. 몸의 부기도 빠지면서 거의 정상수준이 되어 한결 명랑해보였다. 이때는 스테로이드제제는 완전히 끊어보자고 하고, 요청에 따라 1개월 분을 처방했다. 매달 받는 검사에서 정상 상태라고 나왔다. 그 후 2005년 1월 27일까지만 약을 투약하고 정상 판정을 내리며 치료를 종결했다.

그런데 9월 24일 재발로 요단백이 다시 원점인 4+(++++)로 나타났다. 추석에 고향에 같이 가서 친척들과 먹으려고 준비한 생굴 한 접시를 혼자서 다 먹어치우고 급성 위장염과 감기에 걸려 정신을 잃다시피 하여 며칠간 입원한 것이 원인이었다. 어패류 종류는 자칫 심각한 알레르기를 유발할 수 있기 때문에 조심했어야 했는데 이를 소홀히 했던 것이다.

다시 투약을 시작하여 이듬해인 2006년 2월경부터는 모든 검사에서 정상으로 돌아왔다. 그 이후 매달 병원에서 검사를 받아본 결과 계속하여 정상 소견을 보여 6월 3일에 다시 치료를 종결하였다.

CASE 05

효과가 너무 빨라 반신반의…
믿고 치료해 만성 신증후군 완치!

⊙ 박○○(남, 4세), 울산시 북구 거주, 최초 상담일 2007. 11. 20

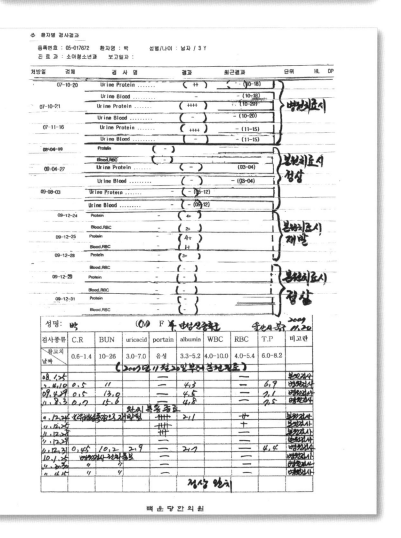

자고 나면 푸석해 보이고 감기라도 들면 부기가 생겼다, 없어졌다를 반복하던 아이였다. 그러던 어느 날부터 부기가 전신에 나타나기 시작했다. 2007년 8월 중에 울산 D병원에서 전문의의 진찰을 받아본 결과 만성 신증후군 진단을 받았다. 그 후 입원 치료를 했고, 완전히 치유되지는 않았으나 다소 호전된 기미가 보여서 퇴원했다고 하였다.

나이가 어려서 관리가 어려운 데다가 감기도 자주 걸리면서 병세 악화로 3회에 걸쳐 입원 치료를 했다. 퇴원 한 후로도 줄곧 통원 치료를 하면서 동시에 스테로이드제제를 사용하였으나 이렇다 할 차도가 없었다. 그래서 서울 S병원으로 옮겨 치료를 받았다. 그러던 중 마침 신증후군으로 본원에서 치료를 받은 후 정상으로 완치된 같은 또래 아이의 부모를 만났다. 그 부모에게 자세한 설명을 듣고 소개를 받아 그 해(2007년) 11월 20일에 내원하였다.

초진 시 진찰과 검사 결과는 전형적인 만성 신증후군이었다. 얼굴과 몸 전체에 부기가 있고 얼굴색도 누렇게 떠 있는 상태였다. 다행히 당시 요잠혈은 (-)정상이었고 요단백만 4+(++++)로 다량 검출되었다.

12월 12일, 약을 투약한 지 채 1개월도 되지 않았고 복용 중인데 다시 본원을 찾아왔다. 서울 S병원의 진찰일이라서 온 김에 병원 검사 결과도 논의하고 싶고, 본원 진찰도 받아보고 싶었다는 것이었다.

병원 검사에서는 요단백이 아주 가볍게 검출되었다고 하고, 본원 검사에서는 흔적(±)만 보일 정도로 진전된 상태의 결과가 동일하게 나타났다. 그러자 부모는 사실은 병원에서 갑자기 좋아졌다고 해서 혹시 한의원 검사는 어떨지 매우 궁금해서 찾아왔다고 털어놨다. 하지만 양쪽에서 같은 수치가 나온 것을 보고 진짜로 증상이 호전된 것을 느끼게 되었고 희망이 생긴다고 했다. 이제 가벼운 마음으로 필자만 믿고, 일단 약을 다 복용하고 오겠다는 것이었다.

이후 2008년 1월 25일 내원 시는 모두 정상으로 나타났고, 4월 11일 내원 시 검사에서도 모두 정상 수치가 유지되었다. 4월 10일, 4월 27일, 그리고 8월 3일 모두 병원 검사에서 정상으로 나와 투약을 중단하고 마무리를 하였다.

그런데 한창 독감이 유행하던 12월에 독감으로 편도와 인후염을 앓으면서 급성으로 재발했다. 병원 약은 이미 오래전에 중단했기 때문에 신장 치료는 바로 본원을 찾아왔다. 검사 결과 요단백이 다시 4+(++++)로 검출되었고 전에 없던 요잠혈이 2+(++)까지 보였다. 다시 처방한 결과 다음날 요단백은 4+(++++)로 여전하였지만 요잠혈은 50% 줄어든 1+(+)였다. 3일째 되는 날에는 요단백이 3+(+++)로 줄고 요잠혈은 (-)정상, 4일째 되는 날에는 모두 정상으로 돌아왔다. 급성인 만큼 빠르게 치료는 되었지만 마음이 놓이지 않아 치료를 얼마간 계속하면서 병원 검사를 수시로 했다. 연속하여 몇 달간 정상 상태가 유지되는 것을 확인하고 치료를 종결하였다.

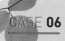

믿음을 가지고 한방치료에 임했더니
만성 신증후군 해결!

⊙ 고○○(남, 4세), 경기도 과천시 거주, 최초 상담일 2006. 3. 14

과천시 별양동

성명: 고			(M F) 4세		만 腎症候群과 시름戰				
검사종류	C.R	BUN	uricacid	portain	albumin	WBC	RBC	T.P	비고란
참고치 날짜	0.6-1.4	10-26	3.0-7.0	음성	3.3-5.2	4.0-10.0	4.0-5.4	6.0-8.2	
서울病院治療	스테로이드 복용			+++			—		
			《2006년 3月14日 본원진료》						
2006 3月14日				+++			—		
6月17日				—			—		
9月20日									
병원검사 에서	모든 항목에서 정상			—			—		복약종결

2006년 3月14日부터 서울 病院에서 스테로이드 치료로 경과
치료받던중 3月14日 에 본원(내원)후로 시작하여 3개월
服用하고 모검사에 정상으로 나타나 3개월 만에 다시
검사결과 정상으로 됨.
病院검사결과에도 모두 정상으로 판정 복약종결
한상에 임 완치

어린 나이에 신증후군에 걸린 것도 안타까운데 알레르기성 소아 기관지천식을 앓고 있으니 그야말로 보기가 딱하기만 했다. 본원을 찾기 전에는 서울 S대학병원에서 스테로이드제제를 겸한 전문의 치료를 상당기간 받았다고 했다. 하지만 병세는 호전되지 않아 부모의 마음은 편하지 않았다. 또한 다른 걱정이 항상 도사리고 있었다. 스테로이드제제 치료였다.

스테로이드제제를 사용하면 성장판에 문제가 생길 수 있고, 얼굴이 붓는 것 같은 부작용이 늘 마음에 걸렸다. 그렇다고 특별한 치료법도 없어서 알면서도 어쩔 수 없이 치료를 받아오던 중, 마침 지인으로부터 본원을 소개 받았다고 했다.

하지만 선뜻 결심하지 못했다. '한방치료로 과연 고칠 수 있을까?'하는 의구심과 양방 의사들로부터 한약을 먹으면 신장에 큰 해가 된다는 이야기를 한두 번이 아니라 수십 번 들었기 때문이었다.

하지만 이내 어차피 양방 치료로도 진전이 없었고, 한약은 한의사가 더 잘 알 거라는 생각이 들었다. 상담이라도 해보자는 마음에 2006년 3월 14일 본원을 방문하게 됐다고 했다.

신장에 대한 자세한 설명, 한약과의 관계, 그리고 그동안의 치료 경험 등을 토대로 논리정연하게 앞뒤 이치에 맞게 설명을 해줬다. 그러자 안도감이 들고 어딘지 모르게 신뢰감을 느낄 수 있다며 열심히 치료를 받겠다고 했다.

당시 아이의 상태는 심하지는 않았으나 몸 전체에 약간의 부종이 있었고 안색도 좋지 않았다. 게다가 알레르기성 소아 기관지천식 때문에 감기에도 잘 걸릴 뿐 아니라 감기에 걸리면 호흡도 불편하고 기침을 하면서 가슴에는 담음도 들릴 정도에 체력은 약해 있었다.

소변검사 결과는 요단백은 4+(++++)로 나타났고 다행히 요잠혈은 (-)정상이었다. 12씨앗요법인 과립형의 약을 권하는 한편, 당분간 한방 탕제약은 금하도록 하면서 일단 10일 분을 처방했다. 그이후 다시 15일 분 정도를 처방하였다. 이후 1개월 분씩을 처방하면서 별다른 이상반응이나 부작용 증세가 나타나는지 관찰하였으나 아무런 다른 반응은 없었다. 3개월 분을 복용하고 병원 검사를 받은 결과 모두 정상 수치로 나타났다. 병원의 의사는 물론 부모도 믿기지 않는다는 반응이었다. 그러나 의사는 속단할 수 없으니 더 지켜보자는 입장이었다. 단, 스테로이드제제 처방은 중단하였다.

계속하여 본원의 한약 처방을 1개월 분씩 3개월 분을 복용했다. 다시 9월 20일 병원에서 검사를 받아본 결과 역시 모든 항목에서 정상 수치가 되고 건강 상태도 좋아져 병원의 양방의사도 더 이상 병원 치료를 받을 필요가 없다고 했다는 것이었다.

본원에서도 연속해서 3개월 동안 정상 수치가 나왔으므로 12씨앗요법의 복용을 종결하도록 하고 완치 판정을 내렸다.

만성 신증후군과
소아당뇨병 복수증까지 말끔하게~탈출!

◉ 장○○(남, 8세), 울산시 중구 거주 최초 상담일 2008. 5. 7

진단검사의학과 검사 보고서
○ㄴ대학교병원

등록번호 : 22439584	성 명 : 장 (8 / 남)	
의 뢰 과 : 소아청소년과/042	의뢰의사 : 강	처 방 일 : 2008. 4. 28

■응급검사 I (U)　　검체접수일시 : 2008. 4. 28 15:16　보고일시:2008. 4. 28 15:44 보고자:이정우
　　　　　　　　　　　　Protein　　(+++)
　　　　　　　　　　　　Blood　　　(++)

■응합검자 I (U)　　검체접수일시 : 2008. 4. 30 09:27　보고일시:2008. 4. 30 09:53 보고자:이정우
　　　　　　　　　　　　Protein　　(+++)
　　　　　　　　　　　　Blood　　　(++)

■응급검사 I (U)　　검체접수일시 : 2008. 5. 1 08:51　보고일시:2008. 5. 1 09:38 보고자:강승병
　　　　　　　　　　　　Protein　　(+++)
　　　　　　　　　　　　Blood　　　(+)

〈2008년 5월 2일 통원진료〉

성명: 장　　H8　　(M) 만성신증후군, 소아당뇨병 복수증.

검사종류	C.R	BUN	uricacid	portain	albumin	WBC	RBC 혈뇨	T.P	비고란
참고치 날짜	0.6-1.4	10-26	3.0-7.0	음성	3.3-5.2	4.0-10.0	4.0-5.4	6.0-8.2	
		건강검사수치		卅					
08.6.16	0.5	15.3		卌	1.6		土	3.4	
08.6.18									변청검사
08.6.26				―		0.1	―		〃
08.7.24				―		0~1	―		〃
08.9.4				―		0~1			〃
08.10.6	0.6	9.3		―	4.6	6.3	―	6.9	〃
08.11.1				卅			+		〃
08.12.15	0.5	8.4		―	4.3	8.9			〃
09.2.8									〃
09.2.28				卅			卅		〃
09.3.4				卅			++		〃
09.4.2				―		0~1			〃
09.5.28				―					〃
09.6.2				―					〃
09.7.8	최근9개월 병원검사에서 모두검상으로 판정받음보								
	09-08-21	Urine Protein		―					
		Urine Blood		―				치료후,병의	
	09-09-19	Urine Protein		―				검사 정상	
		Urine Blood		―					
	09.25-28	Urine Protein		―					
		Urine Blood		―					
		정상 완제							

백 운 당 한 의 원

평소 소아 당뇨병증이 있고 위와 장이 약해 소화불량증도 있었다. 처음에는 자고 나면 얼굴과 손발이 약간씩 붓는 정도였다가 점차 몸 전체가 붓기 시작했다. 이상하다 싶어 대구 Y대 부속병원에서 신장 전문의에게 종합검진을 받은 결과 만성 신증후군으로 판명되었다. 주 증상인 요단백이 4+(++++)로 검출되었고 요잠혈도 2+(++)검출되었으며 복수까지 심해 바로 통원치료를 결정하고 열심히 치료를 하러 다녔다.

치료를 하는 중에 부종과 복수가 줄었다가 다시 생기고 하는 증상이 거듭되면서 부모의 마음은 타들어갔다. 그러다 필자가 참석한 대구무역전시장에서 열린 한방엑스포에서 신장병의 한방치료와 예방이란 주제의 특강을 듣고 2008년 5월 7일 직접 필자를 찾아왔다.

처음 보았을 때 부종이 심한 데다 복수까지 심해 아이 모습이 보기에도 딱한 처지였다. 안타까울 정도로 심한 부종과 복수는 물론 얼굴 모양도 스테로이드제제 투약 탓인지 살이 쪄서 둥글둥글하게 되었고, 복수가 찬 배는 마치 성인 여성이 임신을 한 상태와 같았다. 본원 검사에서도 요단백이 4+(++++)로 검출되었고 요잠혈은 2+(++)로 병원의 검사 결과와 동일했다.

어린 나이에다 현재 병증도 중한 상태라서 내심 염려는 되었다. 그동안 병력과 병원치료 과정, 그리고 집에서의 생활과 식이요법 등에 대해 부모로부터 소상하게 듣고 대화를 한 후 모든 증상을 감안하여 12씨앗요법의 처방을 다른 아이들과 달리 보다 강하게 했다.

다행히 소위 하는 말대로 서로 인연이 닿아 연대가 맞았는지 약의 효과가 제대로 적중한 것 같았다. 1개월을 복용하니 부종과 복수가 2/3 정도가 빠지고 동시에 요단백과 요잠혈 역시 정상치가 되어 필자 자신도 의외의 생각이 들 정도였다.

다시 같은 처방으로 1개월 분을 처방해 주었는데 약 10일쯤 후에 연락이 왔다. 식사 관리를 잘못해 혼자 있으면서 포식을 한 다음날부터 부종이 갑자기 심해졌다는 것이었다. 다시 입원 치료할 것을 권유하면서 본원 약도 그대로 병행해서 계속 복용하도록 하였더니 증세가 호전되어 며칠 후 퇴원을 했다.

그때부터 본원에서 처방한 한약만 열심히 복용했고 7월 7일 검사 결과 정상으로 돌아왔다. 그런데 워낙 건강 상태가 좋지 않아 그동안 감기가 들거나 급성 위염 및 장염 등이 발병할 때에는 길지는 않았지만 단백뇨가 며칠 있다가 없어졌다. 또한 어느 때는 단백뇨가 높게 검출되는 일이 1~2회 정도 반복되다가 다시 오래 가지 않고 바로 정상으로 돌아오곤 했다.

참으로 힘든 치료 과정이었다. 그후부터는 정상 수치를 유지하면서 재발 조짐이 없을 것 같다는 판단이 섰고 동시에 얼굴 상태도 보기에 좋았다.

그 뒤 4월, 5월, 그리고 6월 검사에서 연속해서 정상 수치가 나타났으므로 복약을 중단하고 최종적으로 병원 검사를 받도록 하였는데 모든 항목에서 완전하게 정상이란 결과가 나옴으로써 치료를 종결하게 되었다. 특히 신장질환은 물론 동시에 소아 당뇨 증상도 정상이 되었다.

만성 사구체신염 앓던 허약체질 아이가
밝고 건강해진 사연

⊙ 최○○(여, 13세), 경기도 오산시 거주, 최초 상담일 2009. 4. 11

2009. 4. 11

성명: 최			(M ⒡)11세. 만성사구체신염			경기도 오산시			
검사종류	C.R	BUN	uricacid	portain	albumin	WBC	RBC	T.P	비고란
참고치 날짜	0.6-1.4	10-26	3.0-7.0	음성	3.3-5.2	4.0-10.0	4.0-5.4	6.0-8.2	

4세때 병원검사로 알게되었고 특별한 치료는 (병원) 받지 않은
상태로 왔다가 11세때 검진 나갔다가 병세가 안 여전히 나쁘나
본신체로로 받기 시작하였다. 목종기의 면으로 상해가서 신경은 대로
하고 소화기능도 매우 약하고 허약한 체질이 였음.

《2009년4월11일 본원치료》

2009 4. 11			+			₩		초진결과

검사결과서 (본원치료이후결과)

성명 최		주민등록번호 990707~	성별 여
연령 만 9 세		검진일자 2009년 6월 13일	
전화			
주소 오산시 수청동 번지 A □□ - □□□□			

뇨단백	NEGATIVE			Negative
뇨당	NEGATIVE	정상		Negative
요잠혈	NEGATIVE			Negative

09. 7. 30	병원검사 전화통보	—	—	정상

연령 만 10 세		검진일자 2009년 9월 18일	
뇨단백	NEGATIVE		Negative
뇨당	NEGATIVE	정상	Negative
요잠혈	NEGATIVE		Negative

09. 11. 6	병원검사 전화통보	—	—	정상

(정상 완치 치료종결)

백운당한의원

이 여자 어린이의 경우 비교적 이른 4세 때 소아과병원 검진에서 신장이 좋지 않다는 진단을 받았다. 하지만 사정상 병원치료를 받지 못했고, 11세 때쯤 이르러 점점 병세가 나빠져 완연한 신장병 증세를 보였다.

신장은 한 번 나빠지면 고칠 수 없다는 이야기와 현대의학에서도 특별한 치료약과 치료법이 없다는 것을 들어온 부모의 마음은 매우 무거운 상태였다. 그러던 중 언젠가 TV방송을 본 기억도 있고, 다른 사람들에게서 백운당한의원에서 신장을 전문으로 치료하는 한의사가 있다는 정보를 들은 적도 있어 서둘러 내원을 했다고 했다.

아이는 평소 편식이 심하고 신경도 예민할 뿐 아니라 소화기능이 약해 음식을 많이 먹지 못해 빈혈증이 자주 나타났다. 일반적으로 봐도 허약체질이라고 단박에 보여질 정도였다.

2009년 4월 11일 처음 내원하였을 때의 검진 결과는 요단백이 1+(+)로 나타났고 요잠혈은 3+(+++)로 최고 수치였다. 몸에 부기는 거의 없는 상태로 전형적인 사구체 질환이었다. 경험상으로 볼 때 I.G.A 만성 사구체신염으로 보였으나 치료에는 큰 차이가 없어 12가지 씨앗으로 만든 과립형(12씨앗요법)으로 우선 1개월 분을 처방하고 동시에 식이요법과 감기 조심을 하도록 당부했다.

그런데 1개월 분을 복용하고 5월 23일 병원 검사를 하였는데 요단백은 1+(+)에서 (-)음성으로 나타났고, 요잠혈은 3+(+++)에서 1+(+)로 2/3가 줄어들었다. 동시에 얼굴에 화색이 돌고, 기운도 생기고, 아이의 모습도 밝아져 그렇게 기쁠 수가 없다며 웃으며 감사를 표하는 것이었다.

5월 14일 2번째로 1개월 분을 투약한 후 6월 13일에 다시 실시한 병원 검사에서는 모두 정상으로 나타났다. 물론 그동안 약은 하루 3번 빠짐없이 정성스럽게 잘 복용하고 있었기에 그런 결과가 나타나게 된 것이었다.

약은 계속해서 더 먹여 보겠다고 하며 주문하여 6월 24일 1개월 분을 우송하고 11월 6일에는 직접 진찰을 받아 보겠다고 내원하였다. 본원 검사에서도 정상으로 나왔을 뿐 아니라 이미 9월 18일과 11월 6일 당일 병원에서 받은 검사 결과지를 지참하고 왔는데 모두 정상이라 서로가 완치를 확신하게 되었다. 따라서 더 이상 약을 처방할 필요가 없어 치료를 마무리하였다. (7개월 복용)

그런데 2010년 3월 16일에 갑자기 보호자가 방문하여 내심 마음속의 이야기를 꺼냈다. 지난 번 치료 이후 혹시나 하는 염려스러움이 있었다고 했다. 현재까지 아무 이상 없이 잘 성장하고 있지만, 다만 한 번 놀란 부모 마음이라 확실하게 예방하고 싶어 1개월만 더 복용시키고 싶다고 했다.

원래 12씨앗요법의 한약은 과립 형태로 몸에 해롭지 않고 오히려 간 기능과 소화기능에 도움이 되도록 처방이 된 것이라서 주저 없이 조제를 해 드렸다. 이로써 아이와 부모는 정상적인 건강의 기쁨을 맛보게 되었다.

CASE 09

만성 I.G.A사구체신염, 신부전증, 신경화증까지…
3가지 신장병 완치한 사연

⊙ 민○○(여, 9세), 경남 사천시 거주, 최초 상담일 2003. 1. 22

대학교병원 　　　　　　　　Gyeongsang National University Hospital, Jinju

진단검사의학과 일일보고서

생년월일 : 960202/F 　　　　환자번호 : 00412441 　성 명 : 민
의뢰의사 : 김 　　　　　　　병　동 : 0043/06 　진료과 : PD
P A G E : 1 　　　　　　　보고일 : 2002/07/27/14:53

RBC	V Many	0 ~ 3	/HPF
Blood	V +++		
Bilirubin			
Urobilinogen	TR		
Ketone			
Glucose			
Protein	V +++		

요소질소(BUN) 　　　7 - 21 (mg/dL) 　9
크레아티닌(Crea) 　0.6 - 1.2 (mg/dL) 0.5 　(ホ) 2003년 1월 22일 이후 분되진료

Hosp No. 1/ 2 37/	Name 민	Sex M/F	Age 6/5	Dept. P/S	Ward & Room No. 03. 7. 28	일반	의보	보호
Requested by Dr.	Provisional Diagnosis			Collection Date of Time		고바	사레	기타
05 ☑ Protein	V —			Renal cell			/HPH
06 ☐ Glucose	—			Cast			/LPH
07 ☐ Urobilinogen	—			Crystal			
08 ☐ Bile	—						
09 ☐ Ketones	—			Others			
10 ☑ Blood	V ±						

신장기능검사
요소질소(BUN) 　　　7 - 21 (mg/dL) 　9 　　(protein —) (Blood —) 　정상
크레아티닌(Crea) 　0.6 - 1.2 (mg/dL) 1.1 　R.B.C ± 　　　　　　정상

생년월일 : 960202/F 　　　　환자번호 : 00412441 　성 명 : 민경화
의뢰의사 : 김어진 　　　　　　병　동 : 0043/06 　진료과 : PD
P A G E : 1 　　　　　　　보고일 : 2003/06/03/16:06

L60 : 일반응급검사
☞ 검체명 : Spot urine 　　　　　　결과 　　기준

	결과	기준	
pH	6.0	4.5 ~ 8.0	
WBC			
Nitrite	—		
Protein	—		
Ketone	—		
Bilirubin	—		
RBC	0~1	0 ~ 3	/HPF
WBC	1~4	0 ~ 5	/HPF
Blood	—		
Urobilinogen	TR		
Glucose	—		
Continue			

Blood	—		
Urobilinogen	TR		
Glucose	—		
Continue			

정상 완치

신장질환을 앓고 있기는 했지만 그 중에서도 참 어려운 상태의 어린이였다. G대학병원에서 신장 전문의의 종합적인 검사 결과, 어린 여자 아이로서는 감당하기 힘든 신장질환 3가지 증상을 동시에 가지고 있었다. 만성 I.G.A사구체신염, 신부전증에 신경화증까지…. 그야말로 그 어느 하나도 쉬운 증상이 아니었다.

전문의에게 맡길 수밖에 다른 선택의 여지가 없어 열심히 1년 동안 치료를 받았다. 그러나 결론은 아무런 진전이 없다는 의사 소견에 부모의 걱정은 커져만 갔다. 그렇다고 다른 방법도 없으니 계속 의사의 지시대로 따를 수밖에 없었다. 다시 6개월 정도 치료 받고 있던 중에 TV방송을 접하게 되어 2003년 1월 22일 내원하게 되었다.

이미 증상은 발달된 현대의학적 종합검진에서 나타난 것인 만큼 그 기준에 따라 나름대로 한방의학적인 경험을 토대로 세밀한 관찰과 진찰을 하고 치료 기준을 설정하였다.

병원 검사 수치는 요단백이 3+(+++)였고, 요잠혈은 최고치인 3+(+++)였으나 본원에서 시행한 그날의 소변검사에서는 요단백이 4+(++++)로 최고치였고 요잠혈 수치는 3+(+++)로 같았다.

수치와 체력의 현 상태를 감안하여 12씨앗요법으로 우선 1개월 분을 처방하였다. 다음 달 내원 날을 지나 2월 28일 오전에 병원에서 검사를 하고 오후에 약을 우송해 달라는 전화를 걸어왔다. 약간 흥분된 어조로 검사 결과 요단백이 (-)음성으로 정상이고 요잠혈 역시 많이 줄었다는 거였다.

계속해서 1개월 분씩 약을 보내줄 것을 요청하고 검사는 아이가 다니던 병원에서 했다. 6월 3일 검사 결과에서도 요단백은 여

전히 정상이었고 요잠혈만 약간 보일 정도로 검출되었으니 이제
는 어느 정도 안심이 된다고 했다. 하지만 방심하지 않고 약은 하
루에 3번씩 잘 챙겨 복용하고 있고, 식이요법도 지시대로 잘 지키
고 있다며 고맙다는 인사를 했다.

8개월째 약을 복용하고 8월 29일 병원 검사 결과를 필자에게
전화로 통보했다. 이제 모든 항목에서 좋아졌다며 아주 좋아했다.

정상 상태로 돌아온 것이라 생각하고 서로 최선을 다하여 마무
리를 잘 하자고 약속하고 1개월 분을 우송했다.

그후 11월 1일 병원 검사 결과도 역시 모든 항목에서 정상이라
며 흥분과 기쁨을 감추지 못하였다. 최종적으로 12월 2일 10개월
째의 약을 우송하면서 이제는 복용을 중단해도 된다고 말해주고
종결하였다. 정상 완치 되었다.

CASE 10

평생 못 고칠 줄 알았던
만성 사구체신염 극복기

⦿ 박○○(여, 11세), 충남 천안시 거주, 최초 상담일 2004. 5. 18

검사종류	C.R	BUN	uricacid	portain	albumin	WBC	RBC BLD	T.P	비고란
참고치 날짜	0.6-1.4	10-26	3.0-7.0	음성	3.3-5.2	4.0-10.0	4.0-5.4	6.0-8.2	
03. 8. 9	0.2	4		160	2.6		+++	5.0	병원검사
04. 1. 24	0.5						+++		병원검사
04. 2. 28	0.6	8			3.9	6.40	+++		병원검사
04. 5. 14	0.4	4			2.8		+++	6.5	병원검사

초등작료 1작1권 때 발병, 3년간 사구체염치료
그중에 3개월간 (스테로이드) 도 체계 부작용료.

《2004년 5월 18일 본원진료》

5. 18				진흥검사수치	+++		+++		
05. 8. 2	0.4						++		병원검사
05. 2. 24	0.4	9	4.7	0.21	4.5	5.14	±	7.6	"
05. 8. 12	0.5	11	4.6	土	4.6	7.10	—	7.9	"
05. 8. 13				土			—		본원검사
06. 6. 5				—			—		병원검사

백운당한의원

초등학교 1학년 때부터 신장질환 증상이 나타나기 시작한 여자 어린이었다. 서울의 S대학교병원에서 전문의를 찾아 종합적인 검진을 받고 만성 사구체신염으로 판명되어 치료를 시작하였으나 크게 진전은 없고 여전히 검사 상의 수치도 지속되고 있어 스테로이드제제를 3개월 동안 투약하게 되었다.

그야말로 3년간 할 수 있는 것은 다해 봐도 진전은 보이지 않았다. 부모 마음은 더욱 걱정되어 고심하고 있던 중, 마침 학교 선생님이 본원을 소개하고 추천하여 내원을 하였다.

2004년 5월 18일 본원에서 초진 시는 일반인이 봐도 건강 상태가 나빠 보일 정도로 허약했다. 모든 검사 수치나 증상도 호전된 것이 없었다. 요단백은 2+(++)에 요잠혈은 최고수치인 3+(+++)가 검출되었고 사구체신염 중에서 그렇게 흔한 경우도 아니라서 치료가 쉽지 않은 경우라고 볼 수 있었다. 또 다른 걱정은 약 먹기를 무척 싫어해서 부모는 걱정이 이만저만이 아니라고 토로하였다.

어쩔 수 없이 하루 3번 먹는 것을 2번 정도 먹이도록 처방할 수밖에 없었다. 하지만 그마저도 간간히 거를 때가 있었다. 그러나 3개월 정도 지나면서부터 점차 증상이나 검사 수치가 호전되었다. 5개월 이후에는 병원 검사에서 거의 정상이란 결과가 나왔다. 계속하여 2개월 정도 더 투약하고 병원에서 검사를 받은 결과 완전하게 정상으로 회복되었다는 결과를 받아보게 되었다.

원래 약한 체질이었지만 어느 정도 건강 상태까지 좋아지자 부모는 매우 기뻐했다. 사실은 평생 못 고치고 살까봐 걱정이 많았다고 했다.

필자가 보기에도 완전해 보여 식이요법에 대해 다시 말씀 드리고 투약을 중단하고 치료도 종결하였다.

그리고 한참 후인 2006년 6월 6일 그 아이의 부모가 다시 찾아왔다. 아이가 성장은 하고 있으나 체력이 여전히 약하다고 했다. 면역력이나 저항력이 떨어져 소화기능도 약할 뿐 아니라 감기를 자주 앓는다고 보약을 먹였으면 좋겠다고 했다. 그래서 녹용과 인삼 등 중재를 이용한 보약 한 제(20첩)를 처방하였다.

하지만 신장질환을 앓았던 아이였기 때문에 특별히 신장질환 치료 중에 쓸 수 있는 방법인 증류수 방식으로 만들어 복용하게 했다. 왜냐하면 신장질환을 앓고 있거나 신장질환 치료 후에는 당분간 탕제를 함부로 먹으면 좋지 않은 경우가 있기 때문이다. 약의 제형에도 각별히 주의하여야 한다는 점을 고려한 것이었다.

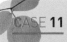

CASE 11

급성 신장염으로 시작된 만성 신장염,
포기 않고 치료해서 완치!

⊙ 윤○○(남, 13세), 서울시 동대문구 거주, 최초 상담일 2010. 3. 25

성명: 윤 7713 (M F 만성신장염 서울시 동대문 2010. 3. 25									
검사종류	C.R	BUN	uricacid	portain	albumin	WBC	RBC	T.P	비고란
참고치 날짜	0.6-1.4	10-26	3.0-7.0	음성	3.3-5.2	4.0-10.0	4.0-5.4	6.0-8.2	
				++			+		염증 치료
〈2010년 3월 25일 본원내원치료〉				++			—		
10.4.8				±			—		
10.4.27				+			—		
10.5.14				++			—		염증검사와
10.6.1				++			—		소변검사의
10.6.22				±			—		종합수치임
10.8.20				±			—		
10.11.20				±			—		
11.1.18				—			—		
11.2.28									
			정상 완치						

백 운 당 한 의 원

윤 군의 경우 원래 건강 상태가 그리 나쁜 편은 아니었다. 하지만 초등학교 3학년 2학기에 접어들면서 갑자기 콜라색의 소변이 나와 신장 전문내과병원을 찾아 진찰한 결과 급성 신장염이라는 판명을 받았다고 했다.

바로 치료를 시작한 지 얼마 되지 않아 상태는 좋아졌다. 그런데 8개월 정도 지나자 다시 재발되어 전에 치료를 받았던 병원에 다시 찾아가 재검을 받아본 결과 만성으로 나타났다. 동시에 체력이 많이 떨어졌지만 새로 치료를 시작한 지 몇 개월 되지 않아 검사에서 정상 수치가 나오고 건강도 회복되었다.

그러던 어느 날 또다시 지난 번처럼 몸 상태가 느낄 수 있을 만큼 나빠졌다고 하였다. 그때가 5학년이었다. 또다시 재발되어 같은 병원을 찾았고 같은 치료를 하였다. 다소 나아지기는 했으나 이번에는 상당 기간이 지나도 검사결과에서 요잠혈은 계속 (-)음성이었지만 요단백이 계속 2+(++)나 3+(+++)로 검출되었다는 것이었다.

전에는 요잠혈이 같이 검출되기도 했기 때문에 부모는 항상 마음이 놓이지 않았다. 이렇게 계속 걱정을 하던 중에 한약으로 신장병을 전문적으로 치료를 한다는 지인의 소개로 본원을 찾게 되었다는 것이었다.

그날은 2010년 3월 25일이었다. 검진 결과는 만성 신장염으로 인해 몹시 피로해 하고 얼굴색도 좋지는 않은 상태였다. 12씨앗요법으로 15일 분을 처방하였는데 4월 8일 재진 일의 검사 결과에서는 정상 수치를 보였다. 그런데 4월 27일 검사에서는 요단백이 1+(+)였고, 요잠혈은 정상이었다. 전과 같이 반복되는 상황이었다.

그후 15일마다 내원했는데 5월 14일 검사에서는 모두 (-)정상
으로 검출되었고 6월 1일에는 다시 요단백이 2+(++)이고 요잠혈
은 정상이었다. 이런 식으로 계속 증상이 반복되었다. 그래서 신
중하게 약 복용이라든가 생활패턴을 분석해 보았다. 문제는 식이
요법이었다. 그리고 약간의 만성적인 감기도 요인으로 작용한 것
이었다.

상담을 하면서 이런 문제점들을 지적하고 난 후에도 두 달 반
까지는 그렇게 반복이 되었으나 6월 22일 받은 검사부터는 계속
정상으로 유지되었고 건강도 좋아졌다. 그 이후 4번에 걸쳐 검사
를 해보았지만 모두 정상으로 나타나 복약을 중단해도 된다고 권
유하였다. 그러나 예방적 차원에서 3개월을 더 복용하겠다고 하
여 전체 7개월 반 동안 약을 복용하고 정상으로 완치되어 치료를
종결하였다.

CASE 12

허약한 체질, 맞춤 12씨앗요법으로
만성 신장염 탈출!

⊙ 임○○(여, 15세), 서울시 성북구 거주, 최초 상담일 2006. 8. 11

성명: 임 다 (M F 만성신장염 , 서울시성북구. 2006. 8. 11										
검사종류	C.R	BUN	uricacid	portain	albumin	WBC	RBC	T.P	비고란
참고치 날짜	0.6-1.4	10-26	3.0-7.0	음성	3.3-5.2	4.0-10.0	4.0-5.4	6.0-8.2	
《 2006년 8월 11일 본원진료》									
				+			+		뇨검사시 혈검사시
2006 8.26				±			—		뇨검사시
10.1				±			—		″
11.8				±			—		″
12.9				±			—		″
12.28	0.6	11		—			—		뇨검사시
2007 1.8				—			—		뇨검사시
1.24 2.8				—			—		″ ″
2개월째 병원에서 종합검진검사에서 모두정상 수치였음									
완치 종료.									

백 운 당 한 의 원

소아 때부터 근본적으로 몸이 허약했다. 따라서 소화기능까지 부진하다보니 먹는 것도 즐기지 않아 빈혈증이 있었고 머리가 아프고 어지러운 증상을 겪고 있었다. 게다가 신경이 무척 예민하여 말수도 적은 약간 내성적인 아이였다.

간혹 생리를 거르는 달이 있기도 하고 성장도 약간 부진한 편이었다. 전신적으로 피로감을 자주 느끼면서 몸 전체에 부기가 있어 얼굴색도 좋지 않았다. 그래서 인근에 있는 일반병원을 찾아 진찰을 받아본 결과 만성 신장염으로 판단되어 종합병원에서 전문의의 치료를 받는 것이 좋겠다는 권유를 받았다고 했다. 곧바로 유명 종합병원에서 치료를 받아왔지만 뚜렷한 효과가 나타나지 않는 상태가 지속됐다. 그러던 중에 지인으로부터 신장질환을 잘 보는 한의원이 있다고 소개를 받게 되어 부랴부랴 서둘러 내원했다고 했다.

2006년 8월 11일 내원 당시 진찰 결과는 전신적으로 허약해 보이고 요단백과 요잠혈이 각각 1+(+)로 검출되었다. 신장 치료도 중요하지만 우선 몸도 약하고 빈혈증까지 겸했으니 오히려 체력 관리가 더 중요한 사항이었다. 조심성 있게 12씨앗요법으로 우선 15일 분씩을 처방하면서 경과를 지켜봤다.

약 1개월 분을 복용하고 내원했을 때 요잠혈은 (-)정상으로 나타났고 요단백은 (±)정상범주로 흔적만 보이는 상태였다. 그 후 10월 1일 내원 시도 역시 정상 상태가 유지되고 있었다. 뿐만 아니라 몸 상태나 체력 역시 현저하게 나아졌고, 요사이는 식사도 곧잘 하는 편이라 부모도 마음이 놓인다고 했다.

그 후 계속해서 1개월 분씩 처방을 했다. 2007년 1월 6일, 2월

8일, 4월 12일 검사에서도 모두 완전한 정상 수치를 보였다. 이로써 7개월 동안 한약을 복용했으며, 병원에서 종합적인 검사를 받은 결과 모두 정상 수치 결과가 나와 치료를 마무리하게 되었다.

CASE 13

치료하자마자 빠른 효과로
만성 I.G.A사구체신염 이겨낸 사연

⊙ 박○○(남, 16세), 강원도 원주시 거주, 최초 상담일 2010. 8. 28

요검사

병원번호	08236664	주민번호	950623-*****	채취일시	2008/09/02 15:15
성 명	박	성별/나이	M / 13	접수일시	2008/09/02 15:47
병 실		검 체 명	Urine [Ur]	보고일시	2008/09/02 16:21
과 / 의사	소아청소년과/남	작업번호	E5-2008902-220	검사자/보고자	구 / 윤

검사명		결과치	단위 HL/D/P	참고범위(치)	
UA_Protein		2+		Negative	**치료전**
UA_RBC (Blood)		3+		Negative	

병원번호	08236664	주민번호	950623-*******	채취일시	2010/11/09 07:47
성 명	박	성별/나이	M / 15	접수일시	2010/11/09 08:03
병 실		검 체 명	Urine [Ur]	보고일시	2010/11/09 08:19
과 / 의사	소아청소년과/남	작업번호	E5-20101109-49	검사자/보고자	/ 윤

UA_Nitrite				Negative	**치료이후 줄어듦**
UA_Protein				Negative	
UA_RBC (Blood)		1+		Negative	

병원번호	08236664	주민번호	950623-*******	채취일시	2011/02/08 08:16
성 명	박	성별/나이	M / 15	접수일시	2011/02/08 08:38
병 실		검 체 명	Urine [Ur]	보고일시	2011/02/08 09:02
과 / 의사	소아청소년과/남	작업번호	E5-20110208-58	검사자/보고자	한 / 윤

검사명		결과치	단위 HL/D/P	참고범위(치)	
UA_Protein				Negative	**치료이후 정상**
UA_RBC (Blood)				Negative	

강원도 원주시 2010. 8.28

성명: 박   (M) F 16세 만성 I.G.A.사구체신염

검사종류	C.R	BUN	uricacid	portain	albumin	WBC	RBC Blood	T.P	비고란
참고치 날짜	0.6-1.4	10-26	3.0-7.0	음성	3.3-5.2	4.0-10.0	4.0-5.4	6.0-8.2	
2008 9.2	0.8	17.0	7.4	2+(艹)	4.3	6.49	3+(艹)	7.0	Hb 12.2 Glucose 83

※ 본원초진시, 병원검사수치 내역은 (계속치료하면서, 검사수치 변동)으로 판단됨.

< 2010년 3월~ 9월 본원진료 > 소변(요)진료 종합기록지

날짜	C.R	BUN	uricacid	portain	albumin	WBC	RBC Blood	T.P	비고란
10.8.28				艹			艹		치료(약)병행시작
11.10.12				土			+土		소변검사시
11.10.23				—			+		소변검사시
11.11.9	0.9	12.8	6.5	—	4.8		+	7.2	병원검사시
11.11.27				—			—		소변검사시
11.10.8				—			—		소변검사시
11.2.8	0.9	14.5	6.5	—	4.7		—	7.2	병원검사시
11.3.26				—			—		소변검사시
11.8.5				—			—		소변검사시
			모두정상	**완치종결**					

백운당한의원

박군은 초등학교 5학년 때 신장병을 발견하고도 이렇다 할 증상이나 고통이 없어 어느 땐가 낫겠지 하며 그럭저럭 지냈다고 했다. 그렇게 방치해서 치유될 수 있는 시기마저 놓치고, 2008년에 와서는 상태가 점점 나빠졌다. 원주 G병원 전문의에게서 받은 종합검진과 조직검사 결과는 만성 I.G.A사구체신염이었다. I.G.A사구체신염이란 일종의 면역물질이 과다 분비되어 실타래 같은 가느다란 혈관 덩어리인 사구체를 망가뜨리는 것으로 소변으로 혈액이 배출되는 증상이다.

그때부터 바로 전문의 치료를 받기 시작하여 열심히 1년 이상 치료를 받았다고 한다. 하지만 증상은 나아지지 않았고 가족의 걱정은 깊어가고 있었다. 그러다 마침 친구 중에 본원에서 신장병을 고친 전력이 있다는 사람의 소개를 받고 내원했다고 했다.

2010년 8월 28일 초진을 하였는데 대체로 체격과 체력은 나빠 보이지 않았고 오히려 겉으로는 건강해 보이는 청년 학생이었다. 다소 신경은 예민하고 식사는 잘 하였지만 장이 냉하고 약한 편이었다. 찬 음식을 먹거나 스트레스를 받으면 변이 묽고 자주 보는 경향이 있었다.

다행인 것은 신장 기능 수치는 정상이었으나, 요단백은 거의 없는 상태에 사구체신염의 주소증인 요잠혈은 항상 최고 수치인 3+(+++)로 검출되었다. 본원에서 신장질환에 주체적으로 쓰는 12씨앗요법으로 투약을 했다. 1개월 분을 복용하였는데 재진 결과는 매우 고무적이었다. 요잠혈이 3+(+++)에서 1+½(+½)로 초진에 비해 50% 감소한 것이었다.

2개월 투약 후 10월 23일에는 요잠혈이 1+(+)로 적은 차이지만 계속 줄고 있는 추세였다. 11월 27일 내원하였을 때는 아예 병원 검사를 받고 왔는데 지난 달 본원 검사와 같은 요잠혈이 1+(+)였다(11월 9일 검사). 그러나 본원 검사에서는 모두 (-)음성으로 정상 수치였다. 2011년 1월 8일 내원 시 역시 모두 정상 수치로 계속되고 11월 28일 병원 검사 결과 역시 정상이었다.

그 이후 4개월을 더 복용하면서 매월 검사를 실시해 본 결과 수치는 정상이었고 병원에서 받아본 검사 역시 연속 3~4개월 동안 계속 정상 수치로 나왔다. 그렇게 9개월간의 복용으로 정상 완치되어 치료를 종결하였다.

탁월한 선택 덕분에
짧은 시간에 만성 신증후군 이겨내다!

⊙ 권○○(남, 19세), 경북 구미시 거주, 최초 상담일 2005. 1. 17

성명: 권		남19 (M F	만성신증후군		경북 구미시			2005. 1.17	
검사종류	C.R	BUN	uricacid	portain	albumin	WBC	RBC	T.P	비고란
참고치 날짜	0.6-1.4	10-26	3.0-7.0	음성	3.3-5.2	4.0-10.0	4.0-5.4	6.0-8.2	
	※ 11년차 모 그종원에서 스테로이드 투약치료중이고 동아에심장애 정로구멍이 선천적 오만으로 분다양 부작용으성장중단과 비대증으체격변화된 상태임								
	《2005년1월17일 본원진료》								
	진료시작원		++		—				
2005 3.15	병원검사에서 상태가 좋다함 (전화통보)								
4.21	피로도없고 무기도 빠져 문다함 (전화통보)								
6.13	4개월동안 복용하고 병원검사에서 거의정상이란말을듣고 가족								
	임의로 3개월동안 중단하겠음								
2006 2.10	1개월분들라니 주문하겠음								
4.26	1개월분복용하고 단계가 됐다는 병원검사에따라 복용종결								

백운당한의원

초등학교 때는 가끔 감기에 걸리기는 했지만 건강한 편으로 다른 어린이들처럼 잘 성장해 왔다고 했다. 그런데 어느 날부터인가 자고 나면 얼굴이 부었다가 낮에 활동을 하면 없어지고를 반복했다. 그러다 차츰 부기가 심해지는 것 같아서 당시, 울산 시내 일반내과에서 진찰을 받았다. 그 결과 신증후군이란 진단을 받고 얼마간 치료는 받았지만 좋은 결과가 없었다. 종합병원 치료를 권유받고 서울에 있는 K의료원에서 신장 전문의를 찾아 종합적인 검진을 받았다.

만성 신증후군으로 판정을 받고 바로 스테로이드제제를 겸한 신장 치료를 시작했다. 조금 나아보이다 다시 나빠지기를 반복했다. 근본적인 병세는 좋아지지 않았지만 울며 겨자 먹기로 다른 방법이 없으니 그 치료에 계속 의지할 수밖에 없었다. 전문의도 이런 치료 방법 외에는 없다는 말만 계속했다.

11년간을 스테로이드제제를 투약했으니 그 부작용 때문에 부모의 마음은 이루 말할 수 없이 아팠다. 이미 성년이 되어야 할 나이에 성장은 중단되고 얼굴만 동글동글하게 변하고 보기에도 애처로울 정도로 비대해져 있었다. 이것이 전형적인 스테로이드(부신피질호르몬제)제제의 장기 투약으로 오는 부작용이라 볼 수 있다. 그래도 의사의 지시대로 하면 나을 거라는 기대를 가지고 치료를 받던 중에 TV방송을 보고 본원을 찾게 된 것이었다.

2005년 1월 17일 본원을 찾았을 때는 딱하고 안타깝기조차 했다. 원래 신증후군은 부종도 심하고 요단백이 다량 검출되는 것이 주증이다. 그러나 검진 결과 얼굴은 누렇고 부종은 비대 형상이라 어디까지가 부종이고 근육인지 분별이 어려울 정도였다.

부종은 있는 것으로 판단되었고 요단백은 2+(++)로 검출되었는데 짐작에는 스테로이드제제의 영향으로 수치가 낮게 나온 것으로 판단되었다. 그러나 요잠혈은 (-)정상 수치였다. 당분간 병원 치료를 계속하면서 본원 약을 쓰고 상태를 관망해서 경우에 따라 스테로이드제제를 줄여 보자고 권유를 했더니 부모는 본원 치료만을 적극적으로 받겠다는 단호한 의지를 보였다. 동시에 스테로이드제제 투여를 가족 임의로 중지하는 바람에 필자 입장에서는 심히 염려가 되었다. 신중을 기해서 처방하지 않으면 안 될 상황이었다.

12씨앗요법으로 적당히 조절하여 1개월 분을 처방하였다. 얼마 후 직접 찾아오지는 않고 전화가 왔는데 먹는 약도 순탄하고 효력의 기미가 조금씩 나타난다고 했다. 그래서 1개월 분의 약을 더 우송해 달라고 했다.

3월 15일, 약을 주문하면서 구미에 있는 병원에서 검사를 받았는데 상태가 좋아졌다고 했다. 그 말을 듣고 한결 마음이 가벼워졌다. 약은 계속 전화로 주문하고 4월 21일 병원 검사에서도 많이 호전되었다고 했다. 부모가 보는 견해로도 피로도 없어지고 부기도 다 빠지고 현저하게 좋아졌다고 했다.

그런데 가족의 착각으로 완치가 된 줄 알고 임의로 3개월 동안 복약을 중단했다. 2006년 2월 10일 1개월 분을 다시 주문하여 복용하고 4월 26일에 다시 1개월 분을 주문하여 2개월을 복용했다. 약이 떨어질 무렵 걸려온 부친의 전화 목소리는 아주 밝았다. 병원 검사에서 모두 정상이라고 하였다는 것이다. 따라서 약 복용도 종결하게 되었다.

그런데 2007년 3월 13일 연락이 왔다. 다른 증상은 없으나 다리가 오후에 약간 붓는 것 같다고 하면서 예방 차원에서 약을 1개월 분을 주문했다.

심한 스테로이드제제의 부작용으로 성장판이 닫히고 얼굴은 물론 몸 전체가 비대증 형상으로 변했던 권 군. 이 때문에 정신적, 육체적으로 고생하다가 본원에서 그것도 불규칙하게 치료를 받아왔으나 짧은 기간에 완치되었다. 그 후 성장도 원활해서 대학 입학까지 했다고 전해들었다. 참으로 기적적인 현상이 아닐 수 없다.

"

3곳의 종합병원에서도 고치지 못한
만성 I.G.A사구체신염을 고친 사연…
스테로이드제제의 부작용에 시달리던
3살 꼬마가 만성 신증후군에서 해방된 사연…
12씨앗요법과 침향은
가슴 아픈 사연들 속에서
감동어린 기적을 만들어내고 있다.

"

신장병에는 한약이 나쁘다?
신장병에는 한약을 절대로 먹으면 안 된다?
하지만 한약을 이용하여 수많은 신장병 환자들을 치료해왔고,
현재도 치료가 되고 있다고 한다면?
우리가 그동안 잘 모르고 있었던 신장병 치료의 비밀을 알아본다.

PART 07

Q&A로 풀어본 신장병

-이것이 궁금하다 -

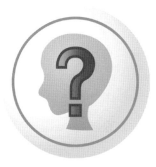

Q1

신장병 환자는 한약(탕제)이
나쁘고 위험하다는 데 정말인가요?

A 신장병 치료를 위해 본원을 찾는 환자들의 한결 같은 질문이다. 한마디로 이것은 잘못된 인식이다. 양방에 종사하는 의사들은 대부분 한약을 절대 먹으면 안 된다고 말한다. 이런 잘못된 인식 때문에 대부분의 환자들이 충분히 고칠 수 있음에도 불구하고 불신으로 인하여 시기를 놓치고 점점 악화시켜 결국 투석에 이를 수밖에 없는 경우가 많아 참으로 안타까운 생각이 든다.

결론적으로 필자는 한약을 이용하여 수많은 신장병 환자들을 치료하여 왔고 현재도 치료가 되고 있다.

상식적으로 생각해보자. 세상에 100%라는 게 어디 있겠는가? 100% 좋을 수도 없고, 반대로 100% 나쁘다고만 할 수도 없는 것이 진리다. 누가 되었든지 간에 무조건 좋다거나 무조건 나쁘다고 말하려면 우선 확실하게 알고 난 후에 판단하여 말하는 게 이치라고 생각한다.

또한 환자를 위한 조언이라면 특히나 객관적이고 순수한 입장에서 좋고 나쁜 것을 가려서 권유하는 것이 바람직한 태도가 아닐까. 나와 다른 시술이라고 해서 제대로 알지 못하는 상태에서 무조건 폄하하거나 적대적 관계로 몰아가는 것은 옳지 않다고 생각한다.

물론 무조건적인 한약(탕제) 사용은 절대 금해야 된다는 것이 맞다. 하지만 신장질환이라고 해도 사용 가능한 약재와 써서는 안 되는 약재가 있으며, 다음처럼 2가지로 분류해서 투약해야 된다.

첫째, 일반적으로 염증성 질환이 아닌 보편적으로 신장 기능이 약한 경우다. 즉 신장이 약해서 허리가 아프거나(신허요통), 소변이 시원치 않고 힘없이 나온다든지, 신장이 약하여 양기 부족이나 남녀의 불임증, 얼굴이 검어지고 손발이 냉해지고 이유 없이 전신에 피로가 심할 때, 남자의 정수 부족과 여성들의 분비 상태가 미진한 경우, 노인들의 유뇨와 어린이의 성장부진, 야뇨증과 같은 증상 등에는 신장을 보해주어야 하는 경우다.

이럴 경우는 신장과 관련이 있는 상황으로 반드시 한약으로 다스려야 건강을 해치지 않고 근본적으로 치료를 할 수 있기 때문이다.

둘째, 이미 신장에 염증성 질환이 생겼을 경우다. 이때는 한약(탕제)의 사용에 절대적으로 신중을 기해야 한다. 탕제의 약이 염증성 신장에 부담을 줄 수 있기 때문이다. 필자가 경험한 바로도 악영향을 미친 경우를 종종 보았다.

신장의 기능이 50% 정도로 나빠진 상태에서 기능을 유지하고 있는 환자가 한약(탕제)을 사용하고 난 후 크레아티닌의 수치가 갑자기 상승하는 경우가 종종 있었다. 때문에 필자 역시 한약을 다루고 있지만 이 경우 절대 탕제를 사용하지 않고 있다. 이는 오랜 임상경험에서 터득되어진 것이다.

하지만 그동안 한약으로 많은 신장병 환자들을 완치시킨 것 또한 한약이었다는 점은 무언가 생각해 볼 여지가 있다. 따라서 민간의 속설을 믿고 한약재를 구입해서 달여 먹는다거나 붕어, 가물치, 흑염소 등을 달여 먹는 것도 신장질환에는 전혀 도움이 되지 않고 오히려 해가 될 수 있으므로 절대 금하여야 한다.

Q2
생야채, 생과일, 생선회, 잡곡과 냉한 음식을
금하는 이유는 뭔가요?

A 식이요법은 신장질환을 치료하는 과정에서 반드시 지켜야 하는 일임에는 틀림이 없다. 실제로 혈액검사에서 칼륨(k-potassium) 수치가 높거나 칼륨 성분이 많은 음식물을 섭취하게 되면 신장의 수치가 상승하게 되고, 따라서 신장의 기능은 점차 약화된다.

그런데 그 칼륨 성분이 주로 과일 종류와 야채에 집중적으로 함유되어 있다. 그 외 잡곡류와 견과류 등에도 많이 함유되어 있다. 물론 평소 신장질환과 관계없는 사람에게는 참으로 좋은 식품들이다. 하지만 생과일, 생야채즙 등은 칼륨 함유로 인하여 신장병 환자에게는 치명적일 수 있다.

또 이들의 음식이 냉한 성질이어서 소화기능을 저해하는 요소로 작용할 수도 있다.

소화기능이 저하되거나 불량을 일으키면 독소(가스)가 생길 가능성이 높고, 한방의 오행상 신장은 수(水)에 속하므로 오장 중에서 차가운 성질을 띤 장기다.

따라서 냉한 성질의 음식을 많이 먹거나 몸을 차게 하면 소변을 자주 보게 되고 신장에 해로운 기운이 들게 되는 것이다. 간혹 차가운 겨울날씨에 술에 만취되어 정신없이 땅바닥에 누워있는 모습을 볼 수 있는데 이 경우 역시 신장병을 유발하는 원인이 된다.

따라서 신장이 안 좋은 환자들에게는 모든 야채를 뜨거운 물에 데쳐서 냉기를 뺀 다음 요리해서 먹게 하는 것도 그 때문이다. 과일 역시 가공된 것이 오히려 생과일보다 적합하다. 여름철 과일인 참외, 수박은 생으로 먹어야 하지만 성질이 차기 때문에 금하고 있으며, 토마토 종류 역시 생으로 먹을 시 신장병에 안 좋기 때문에 가급적 조리해서 먹기를 권장한다.

Q3
12씨앗요법으로 크레아티닌 수치나 BUN 수치를 정상화 할 수 있나요?

A 모든 것이 완벽할 수는 없다는 것이 일반적인 상식이다. 12씨앗요법 역시 예외일 수는 없으므로 약학적 원리와 임상경험을 토대로 설명할 수밖에 없다. 그동안 오랜 시간 동안 신장질환자들을 치료하면서 누구보다 많은 약학적 임상경험을 가졌고 실제로 불가능하다는 증상이 완치되는 결과도 상당히 많이 보아왔다.

때로는 필자 자신이 놀랄 만큼 크레아티닌이나 BUN수치가 정상으로 돌아오는 경우도 많이 보았다. 하지만 그것 또한 전부가 아니었고 반대로 점점 나빠지는 경우도 있었다.

따라서 좀 더 세밀한 임상분석이 필요했다. 이는 같은 증상과 약이라 할지라도 체질적인 소인과 치료 과정에서의 자기 관리, 식이요법 관리, 복약 태도 등에서 차이가 있기 때문일 것이다. 또 간혹 특이한 경우로 신장 역시 면역력과 저항력 부족이 동시에 나타날 경우에는 12씨앗요법의 반응이 더디거나 때로는 나타나지 않는 경우도 있을 수 있다는 것이다.

하지만 지금까지의 임상에서는 종합병원에서의 치료 중에 증상이 악화되어 응급투석이나 일반투석을 해야 할 단계에서도 투석을 거절하고 본원에 찾아와서 12씨앗요법으로 정상 수치로 되돌리고 완치가 된 경우도 많았다.

게다가 정상으로 판정된 이후 약을 중단하고 5~10년이 지난 이후에도 정상을 유지하고 있다는 점은 12씨앗요법이 신장병 치료에 효과가 있다는 것을 입증하는 것이리라. 이런 일련의 데이터는 필자의 한의원에서 작성한 것이 아니며 환자 자신이 다니던 종합병원에서 판정한 것이기에 신뢰도도 높은 편이다.

재미있는 예를 들어보자. 환자 A씨는 서울 시내 유명한 종합병원 원장으로 신장질환 때문에 오랫동안 고생을 해왔다. 국내는 물론 해외에서도 신장병 치료에 권위가 있다는 의사의 치료를 다 받아봤지만 차도가 없어서 지인의 소개를 받고 필자를 찾아왔는데 솔직히 현대의학에서는 아직 치료약이나 방법이 없는 실정이라고 토로하였다.

그런데 본원에 있던 완치자들의 데이터(병원 의무기록사본)를 보여주었더니 깜짝 놀라며 "아니 우리병원에서 발행한 검사지가 있네." 하길래 "사실 그 병원 것 말고도 국내 유수의 대학병원에서 발행한 것이 거의 다 있다."며 보여주었더니 "양방에서는 절대 있을 수 없는 일!"이라며 놀라움을 감추지 못했다. 그 외에 완치된 사례를 더 소개하니 이거야말로 노벨의학상감이라며 농담까지 했다.

Q4
신장병은 다른 합병증이 많다는데
어떤 질환과 합병증이 많은가요?

A 한마디로 말하자면 주로 만성 당뇨병에서 오는 합병증이 많다. 일반적으로 신장질환은 만성 당뇨병에서 오는 합병률이 가장 높다고 널리 알려져 있다. 오랫동안 신장질환을 치료해온 과정과 경험에서 볼 때 당뇨병에서 오는 신장질환이 50% 이상을 차지하고 있다.

그 외 고혈압에서 오는 경우도 있는데 검사상 신장질환의 소견이 없는 경우에도 긴장과 스트레스로 인하여 발생할 수 있는 울화병으로 인하여 심장기능을 항진시킬 때 신장에서 조절하는 수분조절 기능이 약화되면서 고혈압이 생기고, 그 원인으로 인한 고혈압증은 신장질환을 합병 유발시키기도 한다.

그리고 비만증이 있는 여성들 중에 한방체질 분류상 태음인에 속하는 경우 신장염 소견은 나타나지 않아도 체내에 수분 정체가 많고 오래 지속되는 경우 신장질환의 합병증이 잘 나타나는 경향이 있다.

만약 수분대사 부진이 현저하고 이럴 경우 임신을 하여 몇 개월 후 태아의 성장에 따라 체중 증가가 되면 자연히 체내 수분조절을 담당한 신장에 무리가 되면서 수분 정체로 인한 임신성 신장질환의 합병증을 유발하는 것이다.

소아에게는 주로 편식을 하거나 선천성 허약체질 또는 알레르기성 체질로 면역력이 떨어지고 저항력이 약할 때, 감기를 자주 앓게 되고 편도선 증대나 염증 그리고 인후염이 자주 생기거나 오래 지속될 때 소아신장질환을 유발하는 합병증이 생길 가능성이 높아진다.

Q5
침향은 신장병 치료에 어느 정도 도움이 되는가요?

A 우선 침향은 열대나 아열대성 침향수(沈香樹)로 그 수명은 천년 이상이며 300년 이상 된 침향수의 내부에 수백 년의 오랜 세월에 걸쳐 응결 형성된 나무의 수지를 말하는 것이다.

성서에는 태초에 하느님께서 심으신 바로 그 나무라고 기록하였으며, 불교에서는 남무침향불(南無沈香佛)이라는 부처님의 성호로 사용되기도 하였다. 또 예수님이 십자가에 돌아가셨을 때 침향으로 싸서 장사를 지내고 사흘 만에 부활하셨다는 그 약재이다. 뿐만 아니라 고대 중국의 약전에도 침향에 대한 기록이 있으며, 우리나라에는 이미 삼국시대 이전부터 수입되어 왕실에서만 사용된 귀한 약재이며, 부처님께 바치는 최고의 공양품인 향이었다.

〈조선왕조실록〉에도 기록된 바 임금님들이 귀하게 여겼다는 사실을 알 수 있으며, 일반 백성들은 접할 수 없는 귀한 것이었다. 때문에 백성들은 대용품이라도 만들어 부처님께 향을 피워 그 한을 풀어보고자 천년의 세월을 기다려야 한다는 매향을 하기에 이르렀던 것이다. 하지만 그것은 말 그대로 대용품일 뿐이었다.

침향은 주로 신경(腎經)과 간경(肝經), 비경(脾經)에 작용하는 약재이며, 강력한 항균작용을 하는 것으로 알려져 있다.

또한 침향은 신장, 간장, 비장, 위를 경유하면서 기의 순환을 원활하게 하고 기가 막힌 것을 통하게 한다. 그리고 침향은 갑상선암은 물론 각종 암의 예방과 치료에 효과적이다. 또한 간질환 치료에 효과가 있어 만성간염, 간경화와 복수, 간과 비장이 부은 것을 치료한다.

침향이 고가의 약재인 것도 사실이고 진품을 구하기도 쉽지 않다. 그럼에도 필자가 신장병 치료에 침향을 접목한 데는 나름의 이유가 있다.

신장 본래의 기능이 상실되어가는 만성 내지 말기 신부전증의 경우 기능 상실도 문제이지만 그에 따라 면역력이나 저항력이 저하되는 것이 더 큰 문제일 수 있다.

이런 경우 어쩔 수 없이 투석을 할 수밖에 없는데 이때 침향을 병행 투약할 경우 면역력이나 저항력을 높여 기능을 회복시키는 약리작용을 높일 수 있는 것이다.

임상적 실례를 들어보면 병원검사에서 50~70% 정도 기능이 상실되고 30% 정도밖에 남아있지 않은 환자에게 침향과 12씨앗요법을 병행 투약한 결과 치료 확률이 더 높았다. 물론 같은 범위 내라고 하더라도 체질적인 면에 따라 다소 늦어지는 경우가 없는 것도 아니다. 다만 철저한 식이요법을 통하여 관리를 하면서 병행했을 경우 투석을 하지 않고 현상을 유지한 경우도 있었다.

물론 말기 신부전증 환자 중에서도 신장의 기능이 10~15% 정도밖에 남지 않은 환자들의 경우 어느 정도 지연은 가능하지만 완전한 회복의 확률은 낮다는 것이다.

일반적이지는 않지만 병원에서 장기간 치료를 해왔으며, 노인성 허약체질에 감기를 앓고 기관지가 나빠졌으며, 빈혈이 함께 오면서 상태가 나빠져 병원에서 투석이나 응급투석을 하지 않으면 위험하다고까지 말한 환자가 있었다. 이 환자에게 12씨앗요법과 침향을 병행하여 7개월~1년 정도 투약하고 병원에서 검사를 받아보게 한 결과 모든 항목에서 정상으로 나타난 경우가 있었다. 그리고 이후 5년 이상 10여 년 가까이 정상 상태를 유지해온 경우가 있었다. 물론 기적 같은 이야기이며, 환자 자신은 하늘이 도왔다고 생각했을 것이다.

침향을 병행 치료하는 것이 면역력과 저항력을 높여 신장에 유익하고 회복에 크게 도움이 되었다는 사실은 현재까지 임상적으로 나타난 결과이기에 분명하다고 생각한다.

Q6

어린이와 청소년들도 신장병이 많이 발생하는데 치료 정도는 어떤가요?

Ａ 일반적으로 생각하는 것 이상으로 어린이와 청소년들이 신장병을 앓고 있는 숫자가 매우 많다. 뿐만 아니라 계속 그 숫자가 증가하고 있는 것이 현실이다. 증상 역시도 여러 가지 신장질환을 앓고 있지만 필자의 경험으로는 대부분 신증후군질환이었으며, 연령대는 3세에서부터 20세까지 소아는 물론 청소년까지 광범위하였다. 치료 확률은 의외로 어릴수록 높았고, 전체적인 완치 비율도 어린이들이 훨씬 높게 나왔다.

다만 소아들의 경우 약을 복용시키는 데 어려움이 있다는 것이다. 하지만 가장 큰 걸림돌은 인식의 문제였다. 신장질환이 발견되면 일단 신장내과 등을 찾아 치료를 하게 된다. 그런데 이때 양방의학의 의사들은 무조건 한약을 투약하는 것에 반대 입장을 표하면서 보호자들까지 한약에 대하여 부정적인 생각을 가지게 한다는 것이다.

그러는 동안 성인과 마찬가지로 신장에 대한 치료제가 없으므로 증세는 날로 악화되고 결국 스테로이드제제(부신피질호르몬)를 투약하는 지경에 이르게 된다. 이럴 경우 자칫 어린이의 성장판이 멈추는 부작용과 신장 역시 잠시 좋아지는 듯 하지만 결과적으로는 점점 악화되어 가는 과정을 밟게 된다는 것이다.

참으로 안타까운 일이 아닐 수 없다. 실제로 있었던 사례를 소개한다. 소변에서 혈뇨가 감지되어 대학병원에서 치료를 받던 어린이가 결국 스테로이드제제까지 투약하게 되었다. 그러자 이 어린이는 성장보다는 얼굴이 보름달처럼 부어올라 한눈에도 비정상으로 보였다.

대개가 처음 신장에 문제가 있다는 것을 알고 초진으로 한의원을 찾는 경우는 없다. 오랫동안 양방에서 치료를 받다가 오는 경우가 대부분이다. 그러는 동안 거의 대부분 스테로이드제제를 투약하여 한껏 부어올라 있는 경우가 많다.

이럴 경우는 당분간 양방의 스테로이드제제를 유지하면서 12씨앗요법을 병행하게 된다. 이렇게 치료한 결과 2~3개월 후 병원에서 검사해보니 그동안 검출되었던 요단백이나 부종, 요잠혈 등이 줄어들어 있었다. 그래서 스테로이드제제 투약을 중단시켰다.

물론 그 이후 이 어린이는 병원 검사에서 모두 정상 판정을 받았고, 그렇게 약 3개월 정도 병원검사를 받아가며 12씨앗요법을 시행한 결과 3개월 만에 모두 정상으로 판정되어 치료를 종결하였다.

양의학에서 스테로이드제제를 사용하는 이유는 투약 당시에는 요단백이나 혈뇨 등이 줄어들거나 정상 수치로 나올 때도 있기 때문이다. 하지만 약을 중단하고 어느 정도 지나면 다시 치료 전으로 돌아가 검출되는 경우가 많은 게 사실이다. 근본적으로는 치료가 되지 않는다는 말이다.

그러나 한방요법인 12씨앗요법의 경우 완치 이후 몇 년이 지나도 아무런 증상의 재발이 없으며, 정상적인 상태로 성장도 원활하게 정상인과 같아진다는 사실이다. 때문에 정말 아쉬운 점은 이런 정보를 제대로 받아들이지 못하고 환자 입장이 아니라 쓸데없는 의사들의 자존심 등이 개입되면 그동안 애꿎은 어린이들과 부모는 고통 속에서 살아가게 된다는 점이다.

Q7

양방 측에서는 신장병에 한약을 절대 사용하지 못하게 하는데 정말 괜찮을까요?

A 한의사로서 가장 많이 듣는 말이다. 아니 신장 환자들에게 거의 매일 듣는 말이라 해도 과언이 아니다.

이런 말은 제대로 한방에 대해서 연구를 하고 합리적인 데이터를 가지고 하는 말은 아니라고 생각한다. 우리나라는 의료제도가 한방과 양방으로 2원화되어 있고, 그 과정에서 확실한 근거보다는 한방을 폄하하거나 적대시하는 개념적 사고에서 나온 말이 아닌가 생각한다.

실제로는 제대로만 진료를 하고 치료한다면 한방은 타 치료 방법보다 훨씬 안전하고 치료율도 높은 편이다. 또 근래 각종 연구 결과도 그렇게 나오고 있다.

특히 신장질환의 경우 현대의학으로 확실한 치료약이나 방법이 없는 것도 사실이다. 이 부분은 한방에서도 예외는 아니기 때문에 함부로 다루다가 부작용을 초래한 경우가 있었던 것도 사실이다.

때문에 필자는 아무리 한약이 좋다고 하더라도 신장병 환자에게는 탕제(달인 액체 한약)를 전혀 사용하지 않는다. 한의학 원전이나 〈동의보감〉 등에 신장병 치료에 대하여 많은 처방들이 나열되어 있지만 각별히 신중을 기해야 하며, 필자도 동료 한의사들에게 신중하게 접근할 것을 강조하고 있다.

그 이유는 일반적으로 신장질환자에게 달인 탕제를 투약하게 되면 CR(크레아티닌)이나 BUN(요소질소)의 수치가 올라가게 되기 때문이다. 양방에서는 이 부분을 가지고 펄쩍 뛸 수밖에 없는 것이다. 사실 이 부분도 반드시 한약(탕제) 때문만은 아니고 다른 음식을 잘못 섭취했을 때에도 나타나는 증상이지만 소위 약제로 인하여 수치가 증가하면 크게 놀라게 되는 것이다.

현재 한약으로 인하여 일시적으로 수치가 올라가기는 해도 장기적으로 회복이 될지는 아무도 모르는 상태인 것이다. 식이요법의 중요성을 강조하고 있는 마당에 약에 대한 신중함은 더할 것이다. 투석을 준비하는 단계에서 한약(탕제)을 먹고 갑자기 검사 수치가 올라가게 되고 투석을 받지 않으면 위험하다는 상황에 이르면 무조건 한약이 문제였다는 의심을 받게 되는 것이다.

결론적으로 신장염의 단계가 아닌 일반적인 신장 기능이 약해서 나타나는 증상, 즉 신허요통, 야뇨증, 유뇨증, 정수부족, 성기능 장애(발기부전, 조루, 유정, 몽정) 등에는 한약(탕제, 기타)이 오히려 안전하고 좋은 효과를 낼 수 있으므로 사용해도 무방하다.

한 가지 절대 주의하여야 할 점은 바로 한의사의 정확한 진단과 처방을 받아서 쓰는 것을 전제로 해야 한다는 것이다.

Q8

12씨앗으로 만든 약을 장기간 복용해도 부작용이나 해롭지 않은가요?

A 한마디로 괜찮다. 12씨앗요법의 구성 약재는 인체에 부작용이나 독성이 없는 약재로 이루어져 전혀 해롭지 않을 뿐 아니라 간 기능과 위와 장 기능에 도움을 주는 약이다.

따라서 복용 시 소화장애 없이 속이 편안해진다. 한방약의 처방 구성이나 한의사가 약을 처방할 때는 양의학과 다른 차이가 있다. 그것은 병리적·생리적 견해가 양방과 다르다는 것이다. 한방은 음양오행을 기본으로 한 상생(相生)·상극(相克)의 논리가 적용된다는 점이다.

상극은 상호간에 해를 주는 것이며, 상생은 상호간에 서로 이롭게 하면서 서로 보완관계를 이루는 역할을 한다는 것이다. 때문에 신장질환을 치료하는 데 관련된 장부인 간이나 소화기에 부담을 주거나 장애를 일으키면 아무리 좋은 신장약이라도 크게 효과를 기대할 수가 없는 것이다.

그렇기 때문에 우선 약재 자체도 그런 점을 염두에 두고 구성해야 하며 동시에 처방도 상생이론을 바탕으로 구성되어야 한다. 12씨앗요법 역시 상생약으로 간이나 위장에 이로운 약이다.

원래라면 신장질환을 오래 앓고 나면 극심한 피로감을 느끼거나 얼굴색이 나빠지게 된다. 하지만 12씨앗요법의 경우 1~2개월 정도 복용하면 눈에 띄게 얼굴색이 밝아지고 윤기가 돌게 된다. 그것은 12씨앗이 가진 성분이 몸 안의 기(氣)와 신기(腎氣)를 보하고 혈액순환이나 신진대사는 물론 신장이 나빠서 몸속의 수분대사 장애가 오는 것을 막아주기 때문이다. 수분대사가 좋아짐에 따라서 혈압 조절까지 하게 된다.

12씨앗요법이 신장 치료를 목적으로 하는 한약이지만 때로는 간질환 치료에도 효과가 있음을 보여주는 단적인 예가 있다.

캐나다에 거주하는 교포 목사님이 오랫동안 간질환을 앓고 장기간 병원치료를 해왔으나 1년 여 전부터 간경화증에 악성종양까지 겹쳐졌다는 진단을 받게 되었다. 복수가 심해 1주일에 2~3번씩 인위적으로 복수를 빼내는 과정을 거치면서 점점 몸은 쇠약해지고 병은 악화되어 갔다. 결국 스탠포드의과대학에서 이식수술을 하기로 의사가 결정하여 3개월 후쯤에 날짜를 잡고 기다리던 중 같은 처지의 환자가 본원에서 치료를 받고 완치되었다는 말을 듣게 되었다.

그 분의 소개로 병원에서 받았던 검사 결과를 보내오고 본인은 올 수 없어 전화로만 상담을 하고 바로 12씨앗요법 치료를 하게 되었는데 의외로 효과가 나타나기 시작했다. 1개월 복용으로 복수가 줄어드는 획기적인 일이 발생한 것이다. 계속해서 몇 개월을 복용한 후 정상인처럼 회복이 되었고 다시 병원에서 종합적으로 검사를 받아본 결과 수치상으로도 양호 판정이 나왔다. 본인의 컨디션 역시 너무 좋아져 그동안 조금 더 두고 보자고 연기했던 수술을 취소하기에 이르렀다. 담당의사도 앞으로 관리만 잘하라는 소견을 주었다고 했다.

하지만 담당의사는 환자의 증상 호전에 궁금증을 품고 사실관계를 물어 보았고, 결과가 좋았기에 목사님은 하는 수 없이 한약을 썼다는 고백을 했다고 한다.

그러자 의사는 참으로 놀라운 일이며, 자신은 한의학에 대하여 잘 모르지만 검사 결과가 정상으로 나왔으니 믿을 수밖에 없고, 결론적으로는 건강이 회복되었다면 잘 된 일이라며 오히려 축하해 주었다고 한다. 그러면서 계속 한방치료를 권하였고, 엄지손가락을 치켜 올리며 '베리굿'을 연발했다고 한다.

그 후 3~4개월 정도를 더 치료하고 받아본 검사에서는 걱정하던 종양까지 더 이상 문제가 되지 않아 치료를 마치게 되었다. 물론 이 이야기는 10년 전쯤의 일이며, 현재도 아무 이상 없이 목회 활동을 하고 있다고 가끔 소식을 전해오곤 한다.

Q9
고혈압과 빈혈은
신장에 어떤 영향을 주나요?

A 신장의 역할 편에서 상세하게 말했듯이 고혈압이나 빈혈증의 원인이 여러 가지가 있기는 하지만 무엇보다 신장이 50% 이상 영향을 미칠 수 있다. 다시 말하자면 신장성 고혈압이 많다는 것이고, 또 고혈압으로 인하여 신장이 나빠질 수도 있다는 것이다.

결론적으로 신장과 고혈압은 깊은 관계가 있다고 말할 수 있다. 따라서 일반적인 고혈압이라도 신장을 망가뜨리기도 한다는 것이다. 그러므로 현대의학에서 신장질환 처방의 우선적인 구성은 혈압 조절약이 대부분이다.

빈혈증 역시 마찬가지다. 신장의 역할 중 하나가 적혈구 생성에 필요한 호르몬을 신장에서 분비하는 것이다. 따라서 초기에는 쉽게 나타나지 않으나 만성이 될수록 적혈구 생성 호르몬의 분비가 줄어들어 거의 90% 이상 빈혈증을 초래하게 된다. 또 다른 요인으로는 원래 신장질환을 앓게 되면 점차 면역력이나 저항력이 떨어지는 것이 사실인데 신장질환의 원인으로 빈혈증이 되어 고혈압처럼 다시 신장질환을 악화시키는 반복적인 상관관계로 인해 신장질환이 급속도로 나빠지는 것이 대부분이다. 체력이나 면역력, 저항력 등이 동시에 떨어지기 때문이다.

그러므로 신장질환을 앓고 있으면 고혈압은 물론 빈혈증 역시 세심하게 관찰해야 한다. 그리고 그에 따른 조혈방법을 찾아 대응방안을 강력하게 추진해야 한다는 것이다.

그 방법 중에 대체로 경구투약(입으로 약을 복용함)할 수 있는 각종 철분제와 직접 주사할 수 있는 조혈제가 있다. 그간의 임상을 바탕으로 할 때 경구투약은 원래 철분제가 소화에 지장을 줄 수 있고 소화력이 약한 경우는 더욱 음식 섭취에까지 지장을 줄 수 있으므로 투약 이후 속이 불편하다는 호소를 많이 듣게 된다.

따라서 경구투약보다는 조혈제 주사를 택하는 것이 소화기관에 무리를 주지 않는 방법이기에 권하고 있다.

신장병 환자들을 치료하면서 느끼는 가장 안타까운 점은 현재 심각한 상태임에도 어느 누가 치료에 대한 올바른 정보를 제공해 주거나 권하지 않는다는 것이다. 심지어 본인조차도 무관심 속에 방치한다는 것이다. 신장질환이 얼마나 심각한지 인식을 못한다는 것이다.

설사 투석을 하게 된다 하더라도 한방치료는 본인의 의지로 체력 관리, 혈압 관리, 빈혈 관리만 잘하면 현재 상태를 유지하는 데 도움이 되고 또, 투석을 하지 않아도 되는 효과를 볼 수도 있음을 안다면 정말 다행이겠다.

Q10
스테로이드 치료를 받는 중에도
12씨앗 치료는 부작용이 없나요?

A 이미 여러 군데서, 또 치료사례에서 언급하였듯이 소아든 성인이든 간에 부작용이나 독성은 전혀 없다. 오히려 건강에 도움이 되는 약재들이라는 것을 강조하고 싶다. 간혹 스테로이드제제를 성인에게 쓰는 경우도 있지만, 소아들의 경우 주로 신증후군이 많기 때문에 대부분 스테로이드제제를 투약하게 된다.

이때의 증세를 보면 경우에 따라 약간씩 다르기는 하지만 몸에 부종이 심하고 요단백이 높게 검출된다. 때문에 스테로이드제제를 투약하게 되는데 그에 따른 부작용이 만만치 않다는 것이다.

우선 성장판 부작용으로 성장이 지연되거나 장기 투약하면 성장판이 정지되기도 하고 얼굴을 비롯한 전신에 살이 찌게 되는 것이다. 문제는 이를 알면서도 어쩔 수 없이 사용하게 된다는 것이 현재까지 현대의학의 현실이라 안타까울 따름이다.

본원에서 만난 소아 환자의 99%가 병원에서 스테로이드제제를 투약했다는 것은 참으로 큰 문제이며, 심지어 그중에는 심각하게 부작용이 나타나고 있는 경우도 있었다.

이럴 경우 본원에서도 당분간은 스테로이드제제를 투약 받도록 하면서 12씨앗요법을 병행하였다.

그 이유는 첫째, 갑자기 스테로이드 치료를 중단하게 되면 그 여파가 심각하다는 것이다. 본인이 감당하기 어렵기도 하려니와 오히려 투약 단위를 더욱 높여야 되는 경우도 있기 때문이다.

둘째, 그 상태에서 1~3개월 정도 12씨앗요법과 병행치료를 하면 대개의 경우 반드시라고 할 만큼 증상의 호전이 오게 된다. 따라서 자연적으로 스테로이드의 양을 줄일 수밖에 없어지는 것이다. 그렇게 치료를 해가다 보면 검사상이나 건강 상태의 호전이 오게 되고 자연적으로 완전히 중단하게 되는 결과를 가져오는 것이다. 그 후에는 당분간 12씨앗요법만으로 치료를 하면서 병원에서 검사를 받아보고 연속 3개월 정도 정상 판정이 나면 치료를 중단하게 되는 것이다.

Q11
혈액 투석 중인데
12씨앗요법으로 치료가 가능한가요?

A 한마디로 잘라 말하기가 쉽지 않은 게 사실이다. 투석이라

는 개념을 안다면 이해가 쉬울 것이다. 투석이란 말기 신부전의 경우에 하는 것이며, 투석은 이미 신장의 기능적 활동 범위가 80~90% 이상 상실된 상태에서 이루어지게 되는 것이다. 따라서 투석을 한다는 의미는 그나마 남은 기능도 투석에 의존하게 되면 점점 신장이 할 일을 잃어버리게 되는 것이다.

하지만 세상에 절대라는 것은 없다. 실제로 본원에서 현재도 투석 후에 계속하여 12씨앗요법으로 투약을 하고 있는 경우가 많다. 왜냐하면 투석하는 중이라도 위험한 상태는 우선 해결이 되었지만 건강 상태, 즉 얼굴색이나 피로감, 그리고 컨디션 회복이 되지 않기 때문이다.

하지만 12씨앗요법을 접해본 환자라면 얼굴색이나 피로감, 컨디션이 훨씬 좋아진다는 것을 알기 때문에 스스로 복약하는 경우가 있다. 12씨앗요법 복약 후 객관적인 상태에서 보아도 매우 좋아보이고 뿐만 아니라 환자 본인도 투석으로 지친 심신이 안정된 느낌을 받는다고 한다. 투석 환자의 12씨앗요법에 대한 사례도 있다.

첫 번째는 75세 남자로 3년 전부터 복막 투석을 하던 중 피로가 심하고 활기가 없어지면서 힘들어 하던 중에 친구의 소개로 필자를 찾아왔다. 물론 12씨앗요법을 쓴다고 해도 투석은 피할 방법은 없다고 말해주었다. 환자 자신도 그 정도는 안다고 하며 그래도 한 번 12씨앗요법을 해보겠다고 했다.

필자는 조심스럽게 1개월 분씩 처방을 하였다. 하지만 정기적으로 병원검사를 하고 결과를 알려줄 것을 부탁하였는데 점점 검사 결과가 좋아지기 시작했다.

필자는 물론 환자 본인도 신이 나고 자신감도 생겨 계속하여 2년 반 정도 투약을 하였다. 그런데 기적이 일어났다. 병원 검사에서 모두 정상 수치가 나온 것이었다. 모두가 놀란 것은 당연하였고 심지어 병원의 주치의까지 정말 보기 드문 현상이라며 신기해 왔다. 그러면서 투석을 중지해도 되고 다만 1개월에 2회 정도 관 소독만 하도록 하자고 했다. 그때가 2009년 1월 29일이었고, 그 후 4월 24일 12씨앗요법도 종결을 하게 되었다.

두 번째 경우는 65세 남자로 3년 전부터 혈액 투석을 1주일에 3회 정도 계속 실시해 오던 중 지인의 소개로 필자를 찾아왔다.

투석을 하면 그래도 전신의 피로감이 덜하고 몸에 기운도 생기지 않을까 생각했는데 오히려 투석 전보다 더 힘들어졌다면서 좋은 방법이 없느냐고 물어왔다.

참으로 안타까운 마음이 들었다. 체격도 보통이고 키도 보통 남성 정도인데 너무 지쳐 보이는 것이 안쓰럽기까지 했다. 특히 투석을 하고 나면 어지럽고 기진맥진해진다는 것이었다.

12씨앗요법을 쓸 경우 부작용 없이 어느 정도 기력이 회복되고 피로감을 줄일 수는 있지만 투석을 안 해도 되는 정도까지는 불가능하기 때문에 장담을 할 수 없다고 사실대로 말해주었다. 너무 큰 희망을 갖게 하는 것도 좋은 방법은 아니기 때문이다.

필자의 말에 환자 역시 그 정도는 안다며 그래도 해보자고 하여 우선 1개월 분을 처방하여 복약토록 하였다. 과연 1개월 정도 복용하고 난 후 얼굴도 많이 환해지고 본인도 피로감이 줄어드는 것을 느끼고 컨디션을 회복해나가고 있었다.

때문에 자신감을 가지고 계속 12씨앗요법을 진행했는데 그 후 병원에서 받아본 검사 결과 호전되는 것으로 나타났다. 수치도 많이 떨어졌다.

그리고 1년 정도 복용하고 난 후 받아본 병원 검사에서는 모든 항목이 정상으로 돌아왔다. 당시 주치의사의 말도 "40년 의사 생활에서 이런 경우는 처음"이라며 놀라워 했다고 한다.

하지만 모든 일에 속단은 금물이라고 문제가 생긴 것이다. 검사상 정상이라는 말만 듣고 주치의는 물론 필자와도 한마디 상의 없이 임의대로 투석을 중단해 버린 것이다. 그것도 이미 5~6개월 정도를 말이다. 물론 별다른 증상이 없었기에 환자 본인도 그냥 방치를 했을 것이다. 그러던 어느 날 혈압을 측정한 결과 정상치에서 10~20 정도 높게 나오자 또 다시 임의대로 투석을 시작했다고 필자를 찾아와 설명을 했다.

조금만 더 세심하게, 그리고 의사들과 상의를 하고 지시에 따랐다면 이런 문제가 발생하지 않았을 것이다. 물론 이런 경우는 흔하지 않고 일반적이지도 않다고 할 수 있다.

임상경험으로 볼 때 투석 환자에게 12씨앗요법을 처방하면 거의 부작용이 없고, 긍정적인 측면도 많이 있지만 100% 단언할 수는 없다. 물론 이 정도의 긍정적인 효과만이라도 기적이라고 말하는 이들이 있다는 점은 기분 좋은 일일 것이다.

Q12

남성과 여성 불임증이
신장과 어떤 연관이 있나요?

A 근본적으로 신장은 남성, 여성 기능과 밀접한 관계를 가지고 있다. 앞에 기술한 '신장은 어떤 일을 하는가?(신장의 역할)'편에서도 언급이 되었다.

신장에서 하고 있는 기능 중의 중요한 부분은 호르몬 분비 역할을 한다는 점이다. 한방 생리학적이나 병리학적으로 볼 때 정상적인 기능 유지를 하도록 하고 있다는 말이다.

특히 중요한 것은 성호르몬을 분비하여 원활한 성기능을 유지시키는 역할을 한다. 그렇기 때문에 소위 말하는 남성의 정력과 관련된 부분이 바로 신장의 주 임무라고 할 수 있다.

주요 한의학 원전이나 심지어 동의보감을 봐도 남자의 양기부족이나 조루증, 발기부전, 정수 부족, 유정, 몽정 등에 쓰이는 약재는 거의 신장을 강하게 하는 약들이다.

우리가 잘 아는 약재 중에 소변을 보면 소변줄기가 너무 세기 때문에 항아리가 뒤집어진다는 복분자 역시 정력제로 많이 알려져 있고 실제로 신장에 좋은 약재다. 하지만 일반적으로 먹는 복분자는 약이라기보다는 건강식품이라 하는 편이 옳을 것이다. 실제로 복분자를 약재로 사용하기 위해서는 법제 과정을 거쳐야 하는데 막걸리에 9번 담갔다가 9번 쪄서 말린 것을 차처럼 매일 달여 먹으면 약하거나 비실대는 남자의 정충이 늘어나고 강한 활동을 볼 수 있다고 한다.

때문에 남성이 허약하고 줄어든 정충 때문에 생길 수 있는 남성 불임에 도움이 되므로 남성불임을 해결하게 되는 것이다.

더욱이 이런 약재, 즉 신장을 강하게 하는 좋은 약재로 처방을 하면 자연적으로 남성 불임이 해결될 수 있다.

여성 불임도 마찬가지 원리에서 볼 때 성기 구조는 다를지라도 근본은 신장과 연관이 있는 것이기에 같은 맥락일 수밖에 없다. 우선 신장을 강화하고 여성호르몬 생성을 원활하게 해주면서 신체의 구조적인 차이에서 올 수 있는 자궁 냉증에 의한 여러 가지 증상을 함께 다스리면 자궁 내 모세혈관의 혈액순환이 촉진된다. 이와 동시에 여성호르몬 대사가 잘 되게 해주면서 신장 기능을 강화시키면 호르몬 생성이 원활해지게 되는 원리다.

따라서 신장이 건강하다는 것은 남성이나 여성의 성기능이 좋다는 것은 물론 몸이 좋아지면서 남녀 불임증 역시 해결될 수밖에 없는 것이다. 근본적으로 남녀 불임증은 신장과 밀접한 관계가 있다고 할 수 있다.

Q13
침, 뜸, 부항요법은
신장질환과 신부전증에 도움이 안 되나요?

A 일반적으로 생각하기에는 침이나 뜸 그리고 부항요법이 여러 가지 질환에 많은 효험이 있고 질병을 치료하고 있기 때문에 신

장질환에도 좋다고 권유하는 사람이 많다. 실제로 이런 치료요법을 시행하고 있는 것도 사실이다.

하지만 필자는 절대로 사용하지 않는 요법일 뿐더러 권유하지도 않는다. 한마디로 신장 치료에는 도움이 되지 않기 때문이다.

물론 앞서도 언급했듯이 신장병이 발생하기 전 단계까지는 무방하다. 신장병은 아니고 신장기능이 떨어졌다고 할 때에는 오히려 침이나 뜸, 부항 등의 치료요법이 효과를 나타내기도 하고 도움이 될 수 있는 것도 사실이다. 때문에 한방요법이라고 해서 단순한 것이 아니며, 경우에 따라 치료법을 달리해야 한다는 것이다.

많은 환자들을 치료하다 보면 실제로 의사의 말을 듣지 않아 낭패를 보는 경우도 종종 접하게 된다. 다음의 사례가 의사의 처방 없이 민간요법에 의존했다가 큰일을 겪은 일이다.

말기 신부전증 환자가 필자를 찾아왔다. 이미 병원에서 투석을 하지 않으면 위험하다는 판정을 받은 환자였다. 의사가 투석 받기를 여러 번 권했지만 받지 않고 필자에게 와서 어떻게든 투석만 받지 않고 현상 유지만이라도 되게 해달라고 간곡히 부탁을 했다.

그리하여 12씨앗요법을 투약하기 시작했다. 2년 정도 지나자 투석의 기준이 되는 크레아티닌(CR) 수치도 낮아졌다. 하지만 안심을 할 단계까지는 아니었다. 하지만 본인이 몸 상태가 호전되는 것을 느끼게 되자 필자에게 뜸요법이 그렇게 좋다는 말을 들었다면서 해도 되겠느냐고 문의를 했다.

필자는 일언지하에 절대 안 된다고 잘라 말했다. 그 후 매달 본원을 찾아오던 사람이 3개월쯤 후에 찾아왔다. 온몸에 기운이 하나도 없어 보이고 안색도 안 좋았다. 어떻게 된 일이냐고 캐물으니 그제서야 투석을 하였다고 실토를 하였다. 내용인즉, 뜸을 하지 말라는 말을 들었음에도 주위에 뜸요법을 하는 사람이 있어 너무 권하는 바람에 거절하지 못하고 1주일에 5회 정도 뜸요법을 실시했다는 거였다. 그 후 1개월째 되던 날, 마침 병원 검사일이라 기대 반 염려 반으로 받아본 검사 결과는 크레아티닌(CR) 수치가 15 정도로 올라가는 바람에 의사가 서둘러 응급투석을 하지 않으면 큰일 난다고 하여 어쩔 수 없이 따를 수밖에 없었다는 거였다.

결국 그렇게 말렸건만 의사의 말을 듣지 않아 불행을 자초하게 된 경우였다. 모든 것은 그게 맞는 때가 있는 법이다. 남에게 아무리 좋다고 해도 나에게는 신중에 신중을 기해야 하는 법이다.

Q14
신장은 한 번 나빠지면
원상회복이 불가능하다던데?

A 신장병은 지금 동서양을 막론하고 현대의학적 측면에서 뚜렷한 치료방법이나 특별한 치료약도 없다는 게 정설이다. 그렇기 때문에 신장병은 일단 발병하면 그때부터 계속 진행형으로 악화되어간다는 것이다.

하지만 세상에 절대적이라는 것은 없다. 다만 아직 잘 모르고 치료법이 일반화되지 않은 상태이기 때문일 뿐이라 생각한다.

치료의 방법이 현재에서 답보상태에 머물러 있는 이유는 이렇다고 생각한다. 과거부터 의학이나 치료기술은 오랜 시간 임상을 거쳐 지속적으로 발달하여 오다 현대에 이르러 급진적인 발전을 보였다. 이는 의과학의 발달은 물론 인류 건강을 끊임없이 연구해 온 결과인 것이다.

그런데 모든 것이 그렇듯 우선 수요가 생기면 공급이 늘어나게 된다. 그동안 다른 여느 질환에 비해 신장병의 비율이 상대적으로 낮았던 탓에 신장 치료에 대한 연구 역시 낮지 않았나 하는 생각이 든다.

신장병 환자도 다른 환자에 비해 적었고 또 그만큼 치료가 어렵다는 인식이 의사들에게 있었던 것도 한 요인이 될 수 있었을 것이다. 때문에 신장질환에 대한 심각성이 크게 부각되지 않았다.

그러나 현대에 이르러 사정이 달라졌다. 산업화·공업화로 인하여 우리의 생활패턴에 많은 변화가 초래됐다.

필자는 우리의 건강을 위협하는 가장 대표적인 가전제품으로 냉장고를 꼽는다. 자연에서 나는 제철 먹을거리를 제대로 조리하여 먹으며 살 때보다 철없이 냉장보관 하였다가 먹는 음식이 늘어날수록 우리의 건강은 그만큼 위협을 받게 되었다.

그 중심에 급격하게 늘어난 신장질환도 있다. 불행 중 다행인지 그 결과 이제는 사회적 관심의 테두리 안에 신장질환이 들어가게 되었고, 얼마 전 의료보험수가 지출 통계에서 다른 질환을 제치고 신장질환이 1위를 차지하는 기염(?)을 토하기도 했다. 문제는 이런 상태에서도 신장병에 대한 인식은 아직도 답보 상태여서 답답하기 이를 데 없다.

현재 현대의학에서조차 신장병 치료가 어렵다고 하는 것은 그만큼 아직도 관심이 부족하다는 반증일 것이다. 하지만 지금처럼 여러 의사와 학자들이 꾸준히 연구해나간다면 언젠가는 신장병 역시 정복할 날이 있을 것이다.

필자 역시 그동안 수많은 신장병 환자를 치료하여 왔다. 그 중에는 병원에서 치료 불가능하다는 환자까지 완치된 사례가 매우 많다. 때문에 필자는 희망을 가지고 신장병을 치료하고 있다.

양방에서 말하는 신장염이나 신장이 나빠졌다는 의학적 판단은 혈액검사나 소변검사 그리고 CT검사로 나타난 결과에 따라 의사가 판단하면 되는 것이고, 이에 따라 약물 투약이나 투석 또는 이식수술을 하게 되는 것이다.

신장염이 장기화되다 보면 신장 기능이 상실되어 가는데 전체 중 80% 정도가 상실된 경우 투석을 받게 된다. 이런 상태에서 상당수가 필자를 찾아와 12씨앗요법을 경험하게 되는데, 병증과 체질에 따라 얼마간 투약을 한 후 다시 병원으로 보내서 검사를 받아보게 한다. 많은 사람들에게서 정상 수치가 나타났는데, 바꾸어 말하면 망가졌던 신장의 기능이 원상 회복이 되었다는 말이 되는 것이다. 여기에는 현재까지 양의학에서 보는 것과 한의학에서 보는 것에 대한 견해 차이가 있다는 것을 알 수 있다.

결론적으로 한 번 나빠진 신장은 원상 회복이 되지 않는다는 말은 잘못된 말이며, 양·한방에 대한 특징을 알고 단적인 편견을 버리면 신장병도 충분히 극복할 수 있다는 것이다.

환자들이 보내온
신장병 치료에 대한 감사의 편지는
최고의 선물…

거듭 이야기하지만 신장병은 현대의 불치병으로 알려져 있다. 가벼운 감기로 인하여 신우신염을 앓는다든가, 어떤 이유에서라도 일단 신장병이 발병하면 치료가 잘 되지 않고 계속 진행된다는 특징을 가지고 있다.

거기다 치료는커녕 현재 상태로만 머물러주거나 더 이상 진행되지 않기를 바랄 뿐이며, 또 신장병 치료로 인하여 다른 장기나 기관에 부작용이 없기를 바라면서 기도하는 게 고작이었다.

그리고 신장병은 크게 관심을 가지지 않으면 본인조차도 자각을 하지 못한다는 사실이다. 때문에 필자의 한의원에 찾아오는 환자들의 경우 정말 손쉽게 치료할 수 있었음에도 시기를 놓치고 중증이 되어서 찾아오는 경우가 허다하다.

환자 본인의 무지가 한 몫 한다고 할 수도 있지만 여기에는 우리의 편협한 인식이 병을 키우는 데 큰 역할을 하고 있다. 필자도 신장병 환우들의 모임에서 한약을 먹고 죽을 뻔했다는 이야기를 많이 들었다.

현대는 암도 고치는 세상이다. 그런데 신장병이라고 고칠 수 없겠는가. 얼마든지 가능하다고 말하고 싶다. 하지만 거기에도 의학적 원칙과 방법이 따로 있다는 점을 간과해서는 안 된다고 강조하고 싶다.

물론 중증 신장병 환자에게 한약, 그것도 탕제를 처방하는 것은 독약을 처방하는 것과 다름없다고 필자도 말한다. 하지만 한방 처방이 딸랑 그것뿐

이겠는가.

어떤 어떤 약재가 좋다고 하니까 전문 한의사의 처방도 무시하고 약재상에서 재료를 사다가 대충 끓여서 먹고 문제가 생기면 한약을 먹어서 그렇다는 식으로 몰아붙인다든가 한방의 특성이나 약재의 독성 유무 그리고 전문 한의사의 처방과 병에 대한 접근 방법 등도 모르면서 무조건 한방은 나쁘다고 말하는 일부 의사들의 생각과 오만으로 인하여 환자의 고통은 더욱 가중되는 것이다. 그런 분들에게 물어보고 싶다. "그렇게 해서 과연 신장병이 호전이 되고 완치가 되었습니까?" 하고….

참으로 안타까운 일이 아닐 수 없는 것이다. 필자가 이 책을 통하여 말하고자 하는 것은 오랜 시간 동안 신장병 환자들과 만나면서 하나같이 하는 소리가 "왜 진작 선생님을 만나지 못했을까요?" 하는 탄식이었다.

양방이 되었든 한방이 되었든 결론은 하나다. 환자가 병마의 고통에서 벗어나서 정상적으로 살아가도록 하는 것! 즉 병으로부터의 완치. 거기에 이것은 되고 저것은 안 된다는 생각을 하는 사람들이 있기 때문에 그만큼 아픈 사람이 많은 것이다.

제대로 된 정보만이 살아날 수 있는 것이다. 필자의 한의원에 오는 사람들은 모두 입소문으로 알음알음으로 찾아온다. 그동안 필자를 찾아 완치된 환자들 중에는 신장병으로 받았던 고통을 생각하며 왜 이런 방법이 있는데 홍보를 하지 않느냐고 항의를 하는 사람들이 더러 있다. 그때마다 필자도 안타까운 생각이 심해진다. 거기에는 제도적인 부분도 있지만 앞에서 말했듯 일부의 편협하고 일방적인 생각을 가진 이들의 목소리가 높았던 것도 한몫을 한다고 말하지 않을 수 없다.

때문에 필자의 진료방식은 치료는 한방으로 하되 검사는 양방병원에서 받도록 한다. 그리고 양방병원의 검사상 정상 판정이 나오고 환자 본인이 생활에 무리가 없이 다 나았다고 인정할 때 치료를 마친다. 아주 객관적인 판단이 아닐까 싶다.

그렇게 하여 절망의 문턱에서 완치의 기쁨을 맛본 환자들이 종종 감사의 편지를 보내오기도 하여 여기에 몇 통의 편지를 소개 하고자 한다.

✝ 찬미 예수

백운당 의원 원장님께

보내주신 약과 서신 감사히 받았읍니다.
후의를 놓세에 얼마나 수고가 많으십니까?

저는 작약 증상가 거의 정상인에 이르게 회복 되었
읍니다. Urine test 는 요즘 해보지 않았읍니다만
+1 이하 이리라고 확신 합니다. 머칠후 다시 검사
해 보려고 합니다. 방학이 되어서 상태가 쉬는 동안에
간단한 운동 (번수 체조)과 산책으로 체력 회로에
힘쓰고 있읍니다. ("선생님은 저의 생명을 구해
주신 분입니다.") 불편 들을 내어 직접 찾아 뵙고
감사 드리겠읍니다. 저의 직장에서 학생들이나
하부 결든에게 선생님을 간접적으로 소개해 드리니
신장 병으로 고생 하는 이들은 많이 의로하여 있읍
니다. 완직 원 사람들로 부터 많은 감사를 받고
있읍니다.) 저는 그번 이상이나 앓아 왔으므로
우선 제약 사처 안의 회로을 정상히 빠르다는 것을
자신이 잘 알고 있읍니다. 계속 복약을 보내
주셔서 완전한 몸을 만들어 주십시오. 제반 건강
우의 사항 (면서에 적으신)을 잘 지키고 있읍니다.
그럼 번은 이만 줄이 겠읍니다. 안녕히 계십시오.

西紀19 0 0年 月 15日

1 데메서 박 형 올림

초경 하옵는 선생님께

놀씨가 어제 부터 겨울을 재촉 하는듯 쌀쌀해졌읍
니까? 그동안 안녕 가셨읍니까?
지난 10월 24일 무사히 결혼식을 치루었읍니다.
축하 전보와 더불어 축의금 까지 보내 주신 선생님께
깊드려 감사 드립니다.
결혼 안일로 부터 만 나흘이 지난 오늘 건강 상태는
얇고 합니다. 신진 대사가 원활히 이후에서 그런지
오히려 몸이 전 보다 개운한 느낌입니다.
약은 계속 복용 합니다. 지금까지 복용한 결과
분말 약은 가루의 입자가 미세하며 고소하고, 또 고소한
맛과 냄새가 나며, 붉은색의 가루가 적게 든 경우에
저의 몸에 잘 맞는 다는 것을 알았읍니다.
이 다음 번에 약을 보내 주실 때에 참고로 하여
주십시오. 지난 번의 약 (지금 복용중인 것)은 아주
잘 맞습니다. 그래서 본보기로 우세 봉지 남겨서
다음 약 지어 올라 갈때에 맞아 드리겠읍니다.
이번 결혼한 안사람이 간호원 출신이므로 Urine
Test 는 수시로 해볼수 있아오니 그 결과도 추후

西紀19 年 月 日

올려 드리겠읍니다. 결과가 좋은 상태가 앞으로
어느 정도 계속 되면 첩약으로 된 보약을 먹어 봤으면
합니다.
그럼 오늘은 이만 펜을 놓겠읍니다.
안녕히 계십시오.

1970. 10. 28.

1 메서 박 형 올림

西紀19 年 月 日

김 영 섭 원장님께

그간 안녕하셨습니까? 무더운 여름 계절이 시작되었습니다.

대구에서 신장염 치료를 받고 있는 박○○ 이 아버지입니다. 투약을 한 후 늘 걱정이

되었으나 5월29일 진단검사결과 모든 항목에서 정상치가 되었다는 결과를 알았습니다.

원장님 감사합니다. 오늘 원장님과 통화를 하고 약을 더 먹어야 한다기에 약을

주문하였습니다. 참고가 될까 하여 ○○이 검사결과지를 복사하여 한 부 보냅니다.

    김영섭 원장님 감사합니다. 원장님과 백운당의 이름이 많이 퍼져 나갈 것입니다.

내내 건강하시고 .백운당 한의원의 무궁한 발전을 기원합니다.

                    2004. 6. 3
              대구에서 박○○이 아버지

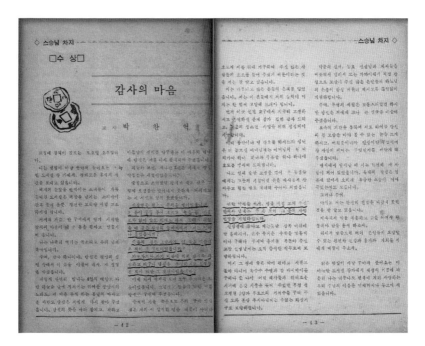

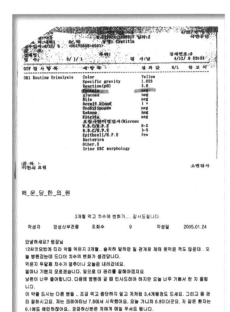

백_운_당_한_의_원

3개월 먹고 치수에 변화가.. 감사드립니다.

| 작성자 | 만성신부전증 | 조회수 | 9 | 작성일 | 2005.01.24 |

안녕하세요? 원장님
12차 있나요법에 따라 약을 먹은지 3개월.. 솔직히 말하면 일 관계를 제대 못먹은 적도 많은데.. 오
늘 병원갔는데 드디어 치수의 변화가 생겼답니다.
먹었고 두달내 치수가 멈추더니 오늘은 내려갔네요.
얼마나 기쁜지 모르겠습니다. 앞으로 더 관리를 잘해야겠지요
남편이 너무 좋아합니다. 다음에 병원에 갈 때 인사드려야 하지만 오늘 너무 기뻐서 한 자 올림
니다.
이 약을 드시는 다른 분들.. 조금 먹고 중단하지 말고 저처럼 3,4개월정도도 드세요. 그리고 음 관
리 잘하시고요. 저는 크레아티닌 7.80에서 시작했어요. 오늘 가니까 6.80이더군요. 저 같은 환자는
0.1에도 예민하겠어요.. 궁금하신분은 저에게 메일 주셔도 됩니다.
다시 한번 원장님께 감사드리어...

김 영섭 원장님께

근계
하나님의 사랑과 축복과 영광이 가정과 진료실에 충만하시길 기원합니다.
다사다난하던 2004이 말없이 저물어 갑니다.

그간 평안하시고 건강하시며, 하시는 일마다 믿음과 사랑으로 풍성한 열매를 맺
으시리라고 확신합니다.
지난달 20일에 원장님으로부터. 신장 약을 받아온 이 ㅇ ㅇ 입니다.
매일. 식전. 30분에 약을 마시며, 경동시장 한약재상에서 사온 복분자, 구기자, 언
자옥을 차로 끓여 마시고 있습니다.
그 결과 지난 6일에 병원에서 소변검사를 받은 결과, 걱정하던 단백도 달도 나오
지 않고, 피는 현미경으로도 볼 수 없다는 판명을 받았습니다.
진심으로 감사드립니다.
참고로 제 소변검사 검정표를 함께 송부합니다.
원장님께서 조제하신 좋은 약으로 신장병이 완쾌되었음을 알려드립니다!

그 이틀 후에 댁내로 부쳐주신 제 식구 김ㅇㅇ 김 ㅇㅇ 원기 회복 약도 달용
을 지켜 복용했습니다. 본인이 상당히 원기가 회복됐다고 합니다.
감사합니다. 친절하시며 정성을 다하시어 진찰하시고, 눈 감으시고 영감으로 느끼
신 조제내용을 진료표에 기록하시는 진지한 모습에도 감동하여, 병이 사라질 것이
라는 확신을 얻었습니다.

언제나 하루 일을 기도로부터 시작하시는 원장님의 생활이 주님을 기쁘시게 하시
고, 주님의 뜻에 합당하여 더욱 큰 영성이 가득 넘치시길 축원합니다.

이제 곧 크리스마스, 연말연시가 눈앞에 다가오고 있습니다.
여러 면으로 분망하시리라 생각됩니다.
건강에 무리가 없으시길 바랍니다.
주님의 사랑으로 인하여 축복과 영광과 기쁨이 가정과 진료실에 가득 차게 하시
고, 은혜와 평강을 부어 주소서.

2004. 12. 14.

이천시 이 ■■ 올림